华理社会调查文库

爱的逢生

艾 滋 病 病 毒 感 染 者 的 故 事

卜佳青 蔡 屹 著

U0395629

华东理工大学出版社
EAST CHINA UNIVERSITY OF SCIENCE AND TECHNOLOGY PRESS

·上海·

图书在版编目（CIP）数据

爱的逢生：艾滋病病毒感染者的故事 / 卜佳青，蔡屹著. — 上海：华东理工大学出版社，2018.11（2019.1重印）
ISBN 978-7-5628-5636-8

Ⅰ.①爱… Ⅱ.①卜… ②蔡… Ⅲ.①获得性免疫缺陷综合征－防治－普及读物 Ⅳ.①R512.91－49

中国版本图书馆CIP数据核字（2018）第251902号

内容提要

本书是上海市艾滋病预防与治疗三十年的一个缩影，它仿佛快速地回忆着这段历史，记录着这座城市的进步与发展，记录着上海市艾滋病防治的进程，记录着病友们对生命的感悟与赞美。本书以口述的形式，讲述了十三位艾滋病病毒感染者、三位上海防艾领域的专业人士与艾滋病之间的故事。本书通过记录这些我们服务过的、遇见过的感染者的故事，以期能够帮助那些尚未走出困境、还在"自暴自弃"的病友们，为他们传递治疗和健康生活的信心，也能让社会大众更加客观地、科学地了解艾滋病病毒感染者和艾滋病。

策划编辑 / 刘　军
责任编辑 / 刘　军　牟小林
装帧设计 / 王　翔
出版发行 / 华东理工大学出版社有限公司
　　　　　　地址：上海市梅陇路 130 号，200237
　　　　　　电话：021－64250306
　　　　　　网址：www.ecustpress.cn
　　　　　　邮箱：zongbianban@ecustpress.cn
印　　刷 / 上海盛通时代印刷有限公司
开　　本 / 890 mm×1240 mm　1/32
印　　张 / 9.375
字　　数 / 180 千字
版　　次 / 2018 年 11 月第 1 版
印　　次 / 2019 年 1 月第 2 次
定　　价 / 59.00 元

讲述艾的故事

卜佳青给发我微信，说他要出一本艾滋病病毒感染者的口述史并请我写序。惊喜之余，我为这位奋战在抗艾一线公益实践中的探索者又一重要的创新而喝彩。

口述史是以口述访谈为主要方法的历史研究，关注人生，且往往是被视为"小人物"的人生故事。我在多年前开始用这一方法进行NGO及公益人物的人生史研究，并在课堂上讲授，带领学生开展这一研究。和卜佳青认识后，我送了他我出版的关于这方面的书，引起他的浓厚兴趣，常常问起口述史研究的相关问题。想不到，这回他不仅尝试做了，还完成了这本书。

这是卜佳青出版的第一本书，真心为他点赞。

—

上午收到书的电子版，读下来一气呵成，我很喜欢这本书。

先为每一位讲述者写一句话素描：

Ben：真要为这个敢于双"出柜"且拍视频的孩子点赞，真棒！

文重：合格的刑满释放者和艾滋病病人，自食其力不伤人，重孝且知礼。

宝宝豪：一个单纯朴实的小"男同"，单纯至傻，朴实至真。

桃姐：一位携艾健康生活20多年的不幸者，啥叫不幸？活着就好！

王可：罕见的2型，罕见的带病健康，相夫教子，运气好，心态更好。

Lee："男同""结婚""生子"。有爱有被爱的另类爱情。

云和林：不幸，又否极泰来。因孕而感染，但重生至痛而有幸！

老生：感染并传给妻子，满满的悔，满满的歧视，又满满的人生。

顾姨：被夫传染，无奈，相依为命，相濡以沫。

大牙和小羊：一对内心孤独向爱、抑郁携艾的"男同"，同病相怜。

友述X：讲述死者的故事，懦弱，少爱又拖，同他心，陪他走。

庄鸣华：责任重于山。

卢洪洲：大公益，大事业。

施兰池：大爱无疆。

二

这是一本口述史，记载的是讲述者的故事。这些讲述者，如上所列，都与艾有关。他们以口述方式回顾自己携艾与抗艾的人生史，经卜佳青等录音整理，形成文字，再反复修改校对，最后呈现给读者。这是一个抗艾公益人在工作之余所做的探索，得到爱德基金会和华东理工大学社会与公共管理学院的资助得以出版。以我陋见，国内出版的艾滋病病毒感染者口述史，本书尚属首例，堪称一大创新。为什么这类口述史少？因为不是谁都能做得了，学者做不了，专家做不了，外行做不了，内行也做不了。只有卜佳青这样的公益人、有心人、圈内人、自己人、贴心人，才能得到口述者的信赖，从而让口述者讲述难以启齿的悔耻，讲述埋于心底的苦辱，讲述生死不如的哀怨，讲述直捣天宇的悲愤！为什么在艾滋病病毒感染者中开展口述史工作很难？因为口述者所讲皆为日常，但人各不同，场景不同，心态不同，在故事性、逻辑性、结构性、可读性等诸多方面都有程度不同的问题，需要在以讲述者为本的前提下进行再加工，需要融会贯通、兼收并蓄，需要在文字上反复揣摩，甚至重新组织，但又不能偏离讲述者的初衷和原意，这是慢功、细功、磨功。只有卜佳青等这样有志于公益，又不图名、不图利、不图快、不急功近利的用心人，才能滴水穿石，水到渠成。

三

我曾造访多位感染者，也在出版的相关著作中记录了几位抗艾公益人的故事。但这一次读卜佳青的口述访谈，还是深为所动。这里有多位"男同"，有多对夫妻，有20年的携艾生者，有刚检出的恐艾少年，有遭遇种种歧视的死者，有屡屡碰到好运的侥幸之人，更有三位致力于防艾抗艾治艾一线工作的，可亲可敬更令人为之动容的专家、医生，他们的叙述虽朴实无华，但言真意切，讲述的都是亲身经历、真情实感，还有许多因经历而凝成的经验，因真情而提炼的心得，令人忍不住捧读泪奔，感慨万千！在切感艾之痛、艾之苦、艾之侮、艾之殇的同时，学到很多防艾知识，更感受到一种人间大爱！近年来，艾滋病感染形势不容乐观，呈现向校园、向青少年蔓延之严峻态势。虽经多年的政策推动和公益倡导，但社会上的恐艾、无知、歧视之风依旧，防艾抗艾治艾和艾滋公益依然任重而道远。

特别珍贵的是书中访谈了三位上海资深的抗艾专家，他们的故事突显了责任、事业和大爱，仿佛切换了画面，令人站在一个更高的维度观照艾，也观照上海这个现代化城市。不能不说，这里有温度、有高度，更有面向未来的远见与境界。

这本书是卜佳青在与我相识后学口述史的习作，因此我视他为学生。其实在我心目中，卜佳青并非个人，我更愿视他为从与非门工作组到上海青艾健康促进中心的一个公益人。上海青艾健康促进中心的公益实践，在改变着艾，也在提升上海的温度，提升整个中国公益的温度。

我为卜佳青和他的公益伙伴们点赞！

王　名

2018 年 7 月于天津

绝非坦途　在奋争中前行

　　我很高兴上海青艾健康促进中心的卜佳青邀请我为他的《爱的逢生：艾滋病病毒感染者的故事》（以下简称《爱的逢生》）一书写序言。我和卜佳青认识已经十年了，是从他的团队申请全球基金项目开始的，曾两次考察了他们的工作现场，每次都能被他们青春的热情、工作的激情、不懈的追求、与时俱进的新创意和新进展、努力向上的精神所感动。他们中的很多志愿者都是用业余时间参加活动，用最贴近人心的方式宣传防艾知识，对需要帮助的人们献出一份份爱心，他们的奉献为上海防艾工作增温，为社会和谐添暖。

　　我十分欣赏这样一群青年人，他们自发组织起来，向艾滋病宣战，自觉承担起防治艾滋病的公益责任。他们的选择绝非坦途，在艰辛中学习，在奋争中前行，却有如此的作为促使组织健康发展，很快得到了政府部门、社会与人群的认可，成为全国首家在民政部门登记的，以社区人群为基础的社会组织。《爱的逢生》一书口述的故事是他们心血付出的真实写照，也生动地记载了上海市防艾工作，以及受艾滋病影响人群与疾病抗争的历程。

　　这十年，我在协调管理社会组织参与艾滋病防治项目中，很欣慰地看到越来越多像上海青艾健康促进中心这样的社会组织参加到艾滋病防治工作中来，在他们身上我同样感受到了许多社会的正能量，他们是具有责任感、积极向上的公益事业追求者，以激发出来的聪明才智，创新了许多适宜社会组织发挥作用的工作模式和技术手段，提升了艾滋病防治工作质量和服务水平。同时，他们注重自身能力建设和组织发展，许多人自学社会工作、心理学等专业知识，积极创造条件，争取到民政部门登记。近年登记的组织持续增多，已登记的组织更注重在规范化管理上下功夫，争取机会承担更多社会服务项目，真是可喜可贺！

我很赞成卜佳青组织撰写《爱的逢生》一书。向艾滋病宣战是全人类的重要历史任务，中国是其中一部分，我们有责任真实记录我国抗艾的史实。相对其他疾病，能够如此广泛地动员全社会参与，国际社会及各国政府投入重金给社会组织承担重任者，唯艾滋病防治。使更多人了解艾滋病，让社会组织参与艾滋病防治的策略兼具科普和助力防治工作的意义。

当听到《爱的逢生》要出版的消息，我真的很高兴。我深知其写作的艰难，从策划到寻找这些口述者，再整理成书稿，其不容易我感同身受。很多感染者不愿意再提及他们曾经的痛苦，尽管他们的口述材料十分宝贵和真实。这些故事可以让人们看到感染者们从感染到确证、治疗，再到接纳自己，每一步的挣扎都需要勇气和帮助，也在提示着医疗卫生工作者工作改进之处。只有每个人都有了艾滋病防治知识，才能使感染者们及所有人有更好的生活环境，这是全社会都要共同努力的事情。社会组织尤其要更好地发挥自身优势，与政府卫生部门优势互补，深入、扎实、更接地气地做好防治、宣传、干预、关怀等工作，动员更多的人加入艾滋病防治事业，为实现"零艾滋"的目标贡献力量。

沈　洁

2018 年 10 月于北京

沉默声音的自我言说

卜佳青和蔡屹一起合著了《爱的逢生：艾滋病病毒感染者的故事》，纳入"华理社会调查文库"出版。书稿即将付印了，邀请我写序言。我赞赏两位年轻人及其工作团队为此付出的努力，让一直以来沉默的声音有了自我言说的机会。我很乐意写上几句，将这本书推荐给读者。

卜佳青创立了上海青艾健康促进中心，以艾滋病的预防为使命，已砥砺前行十年。一群年轻人致力于为受艾滋病病毒困扰的群体寻求更多的可能性，其间的不易，可以想象。令人欣慰的是，上海青艾健康促进中心是我院社会工作专业学生最喜欢的实习机构之一，这部分要归功于我的同事蔡屹老师与卜佳青多年的密切合作。

不可否认的是，社会上对艾滋病病毒感染者有诸多的偏见与误解，这样的偏见与误解在很大程度上源自简单的判断，或坊间的恐慌，或朴素的无知。本书展现的是艾滋病病毒感染者鲜活的个人体验，他们有沮丧、失望与泪水，也有欣慰、希望与笑容，他们就生活在我们之间，这是"近距离的体验"。这样的"自我言说"是值得尊敬的，有助于减少偏见与误解，增进了解和同理。

社会工作强调增权，讲述自己的故事、发出自己的声音就是增权。这样的"故事"可以帮助有相同经历的朋友重构自己的叙事，过上更加美好的生活；这样的"声音"可以让所有关心这一议题的朋友对这个群体有更为贴近的认识。更为重要的是，我希望这样的"故事"与"声音"可以有更多的人听到。

当你读完这本书，掩卷而思之后，请和我们一起参与艾滋病的预防吧！

何雪松

2018 年 10 月于上海

爱的友好环境

　　与这本口述史的结缘是在2017年11月的某个下午，同事刘畅带着一位风尘仆仆的青年来找我，他就是与我们合作"艾滋病病毒感染者友好环境建设项目"的上海青艾健康促进中心的总干事卜佳青。当时他正在做从北京到上海的艾滋徒步直播，经过南京所以顺道来拜访爱德。我心里不禁有些诧异——没想到这个文质彬彬的小伙子却有这样的决心和毅力，完成这么高强度的长途徒步，而且整个团队加上他就两个人。交流中，卜佳青谈到正在策划中的艾滋病病毒感染者口述史，当时我以为只是有大概的方向，想不到这么快就已完成，打开一读真是令人惊喜。

　　这本书以口述的方式记录了来自上海一些有代表性的感染者和多年从事防治工作的专家的个人经历与感悟。其严谨、翔实的论述不输于学术论著，朴素清新、真情流露的文字读来也毫无枯燥冗赘之感。一篇篇访谈将感染者与专家们的困惑、勇气、希望与担忧娓娓道来。对于受访的感染者来说，这本口述史是他们的年轮，见证了他们面临不幸时的不屈抗争，激励他们满怀自信地迈入未来人生；对于其他感染者来说，这本书是来自同伴与专家的鼓舞和支持，让他们能够更积极地面对生活；对受访的专家来说，这本书则是他们的勋章，记载了数十年如一日的奉献与坚持；对于更多社会各界还不太了解艾滋病的人来说，这本书是脱敏，是倡导，更是一种自省。

在这本口述史中，给我印象最深刻的，是无论感染者还是专家都强调减少歧视对防艾工作的重要性——因为"对这个病而言最难根治的是歧视"，哪怕通过药物治疗使身体健康有所恢复，但"歧视和偏见不会随着我心态的好转而消散"，"（接受访谈的会议室）这是一个很温馨的空间，但走出这个门就不温馨了"。在氛围宽容的现代化大都市上海都是如此，遑论相对封闭保守的乡村地区。我曾在西南边陲的一个村里目睹当地一位艾滋病病毒感染者的境况：他被安置在自家院外一座新建的小屋里，小屋没有窗户，面积约两三平方米，黯淡的光线和隐隐的霉味，我至今都记忆犹新，当时脑子里一下闪出马丁·路德·金形容黑人受到不公遭遇的一句话——"他们发现在这片生于兹长于兹的土地上，自己变成了一个流放者"。当地项目办的同工介绍说，只有感染者的母亲愿意到小屋来陪他一起住。

从这本书中记录的文字，我们不难发现社会加诸的污名、感染者自己背负的耻感，以及这两者带来的讳疾忌医和消极生活的态度，一直都是压在感染者身上的大山，往往给感染者自身及其家庭带来悲剧，进而产生更大的社会问题。

这是一部公益领域的书，书中记录的卜佳青及其工作团队，以及参与到这部口述史中的每个人为防艾工作，为公益事业所作的努力都值得人们赞赏。

何 文

2018 年 10 月于南京

遇见之预见

本书的出版，是一件值得祝贺的事，无疑是我国民间防艾事业的重大突破和发展。它告诉我们：爱己，爱自己多一些，让自己的身体更健康，令自己的心灵更美好；爱人，爱你的伴侣、爱你的亲朋、关爱弱势群体；反歧视，我们的敌人是艾滋病病毒而不是感染艾滋病病毒的人，艾滋病病毒感染者是我们的兄弟姐妹，他们的不幸需要大众的理解。

本书作者之一卜佳青，是中国第一家民间预防艾滋病组织——上海青艾健康促进中心创办人。当我翻阅这本书时，真是百感交集，思绪万千。2009年9月的某一天，我接到一个电话："您好！请问您是静安区社会组织联合会的顾维民会长吗？"电话中传来一位青年男子的声音，热情中带着稚嫩。这位青年名叫卜佳青，想成立一家预防艾滋病性质的社会组织，却苦于找不到门路，无意中在网上看到上海市静安区社会组织联合会（以下简称区社联会）的电话。两天后，我与小卜在区社联会办公室促膝面谈，这才让我了解到事情的来龙去脉。

在与小卜的一番摸底交谈之后，这个有理想、有热情、有使命感的小青年打动了我，我一定要帮他的机构落地！小卜虽是标准的80后，但年轻的他已有近两年的草根NGO运作经验。几年前，因为他的好朋友感染了艾滋病，他开始特别关注这个传言中的"世纪绝症"，希望能为这个特殊的群体做点力所能及的事情。2008年，他成立了上海与非门工作组，致力于艾滋病防治。两年来，与非门的服务人群不断扩大，服务内容不断深化，社会资源不断多元，但是没有合法的法人身份成为机构发展的瓶颈。于是，小卜开始了艰辛的草根落地之路。然而仅仅是寻找业务主管单位这一关，便成为落地的首要壁垒。尤其是防艾领域的特殊性、敏感性，更让小卜四处碰壁，屡遭拒绝。为此，小卜一筹莫展，甚至打起了退堂鼓，我对他说："你可以哭泣，但不能泄气；你可以悲伤，但不能放弃。"

功夫不负有心人。2010年3月，经静安区民政局注册登记，由静安团区委作为业务主管单位，上海静安区青年预防艾滋病服务中心（现更名为上海青艾健康促进中心）正式成立。从此，小卜的"青艾"有了合法身份，并创造出多个业内全国第一：全国第一家民政注册的防艾民间机构、全国第一家成立党组织的防艾民间机构，等等，受到联合国副秘书长米歇尔·西迪贝博士接见。

2012年11月26日"世界艾滋病日"前夕，中共中央政治局常委、国务院总理、国务院防治艾滋病工作委员会主任李克强与防治艾滋病民间组织的代表座谈，作为来自社会组织的代表卜佳青应邀参加。李克强强调："社会组织参与艾滋病防治更具有独特作用，要在资金、技术等方面给社会组织以扶持，研究建立防艾基金，多元出资给予支持，必须发挥社会组织的作用，更多地向社会购买服务。"

十年来，卜佳青先后荣获第五届全国道德模范提名奖、上海市五四青年奖章、第十二届上海市青年岗位能手、上海杰出青年志愿者，并当选为静安区政协委员、静安区曹家渡街道社区社会组织联合会会长。

本书记录了艾滋病病毒感染者讲述的自己的故事，让人们了解到艾滋病并不可怕，可怕的是人们对疾病的无知而造成的歧视和排斥，致使许多人置身于被感染的危险边缘而不自知。同时，本书还记录了奋斗在抗艾领域的医务工作者们的故事。艾滋病的防治需要整个社会的积极参与，只有这样，才能摒除歧视并体会到感染者的苦痛从而加入关怀感染者的志愿者行列。

"青艾"的初衷也正是如此，让越来越多的人自愿自觉地从自身做起预防疾病，使得疾病的蔓延得到有效控制。积极学习，从小开始了解艾滋病，珍爱生命，关爱他人，远离艾滋！我真切希望有越来越多的人加入艾滋病预防事业，如卜佳青一般尽自己微薄之力，让失去笑容的感染者们都能体会到社会的温暖，得以抚平心理创伤，重拾生活信心；让艾滋病减慢它传播的脚步，最后消失于我们的世界！

顾维民

2018 年 9 月于上海

青山满春野，微雨洒轻埃

　　初识卜佳青是因为我接到了一位艾滋病病毒感染者的求助。当时有一位23岁的男青年通过节目找到我，自称两年前发现自己感染了艾滋病毒，一直在流浪逃避，直到脸上突然长满了脓疮，他很害怕，不知道怎么办。从内心来讲我非常同情这个十几岁就失去父母、家庭的年轻人，很想帮助他。但理性告诉我，这不单单是心理疏导就可以完成的援助，需要有更加专业的精准支持。可是有谁能够提供如此专业的帮助呢？无奈中，我在朋友圈里广而告之寻求支持。不久，有好友给了我上海青艾健康促进中心卜佳青的电话，告诉我，他是专业的。

　　第一次听见卜佳青的声音，感觉他是一位年已不惑的中年男士。他的声音、语速沉稳而谨慎，处理问题迅速又周到，我们很快就在电话里完成了针对那位男青年的救助工作的对接。不久后，卜佳青告诉我，这位男青年不仅是艾滋病病毒感染者，而且还身染梅毒并处于传染阶段，如果不是我们快速地将他送到相关医院治疗，不仅会延误最佳救治时期，而且可能会对社会带来隐患。值得庆幸的是一切都还好，为时未晚。

　　初见卜佳青，是在"并肩作战"之后的一次大型艾滋病防治宣传活动上。一位笑容中带点羞涩的大男孩叫住了我，此时我才恍然发现那个电话中老成稳重的男士，原来是这样一位青春健朗的小伙子。卜佳青告诉我那位被救助的青年病愈出院之后，他还给男青年介绍了一份工作，希望对方可以自食其力地生活下去。就这样我们一见如故，每当我遇到和艾滋有关的难题时，都会及时向卜佳青请教，从他那里我渐渐懂得了更多关于艾滋的科学常识和预防要点，也慢慢了解到卜佳青及其团队的坚持、坚守与不易。

在依旧谈艾色变的今天，有这样一群年轻人凭借着内心的志向和梦想，用十年的青春与热情，持之以恒地帮助着那些与艾同行的病友们，坚持不懈地进行艾滋病预防宣传和教育工作，这是难能可贵的。我从未问过卜佳青从事艾滋病预防和帮助工作的缘起，也没有问过他对未来的设想，我相信我心里那些带着问号的问题，也许在读完了这本书后，或多或少都能找到答案。

十年，三千六百多个不平淡的日子，一群年轻人光荣与梦想的岁月，一段中国艾滋病防治历史上不可磨灭的篇章。用一本书来呈现，是单薄也是厚重！

青山满春野，微雨洒轻埃。卜佳青们，加油！

梦　晓

2018 年 9 月于上海

前　言

　　距离中国发现第一例艾滋病病毒感染者至今，已经有三十多年了。这期间发生了巨大的变化：从"绝症"到如今的"慢性传染病"；从"谈艾色变"到如今的"第一夫人参与防艾公益活动"。然而，艾滋病已然被"污名化"，病毒感染者想要与普通人享受一样的社会权利，还任重道远。同时，近年来，我国艾滋病病毒感染的主要人群发生了变化：从易感染群体向一般人群蔓延；新发现的感染者呈现三高，即高学历、高收入、高社会地位；年轻化趋势。艾滋病的预防和治疗面临着新的挑战。

　　这是一部记录上海艾滋病病毒感染者及其相关人士生命历程的口述著作。本书是上海市艾滋病预防与治疗三十年的缩影，它仿佛快速地回忆着这段历史，记录着上海市艾滋病防治的进程，记录着这座城市的进步与发展，记录着病友们对于生命之感悟与赞美。

　　作为以艾滋病预防为己任的上海青艾健康促进中心，成立至今已有十年。在此期间，我们服务过许多艾滋病病毒感染者。因为艾滋病，他们经历了不同的人生，却对健康生活充满了渴望。他们每一个人都增进了我们对生命意义的理解，激励着我们继续从事这份事业，告诉我们如何更好地防艾。

　　两年前，上海青艾健康促进中心开始组建口述史团队，决定使用口述史方法，记录上海的艾滋病病毒感染者的生命故事。两年来，我们边学边做，通过网络招募、专家推荐等形式，筛选了十三个具有时代特征、典型的感染者。他们中间有学生族、上班族，有女性、男性，有青年人、老年人。同时，我们还从临床治疗、公共卫生、一线基层的不同角度访谈了三位艾滋病防治领域的专业人士。他们分别从自身的角度阐述了投身上海艾滋病防治领域的经历。

我们了解这件事的难度，寻找口述者之不易，但我们更深深明白这对于上海艾滋病防治的深远意义，故当竭尽全力而为之。

本书正是通过记录这些我们服务过的、遇见过的感染者的故事，希望能够帮助那些尚未走出困境、还在"自暴自弃"的病友们，为他们传递治疗和健康生活的信心；能够让社会大众更加客观地、科学地了解艾滋病病毒感染者和艾滋病这个疾病；也能够为艾滋病领域的相关研究提供一些宝贵的资料。

卜佳青

2018 年 9 月于上海

目　录

上篇

我们的故事

Ben，29

基础信息

感染者（匿名）：　Ben

感染者身份：　　公开（主动公开）

确　证　日　期：　2013年

确　证　途　径：　肺病重症就医（艾滋病晚期患者）

确　证　状　况：　（1）CD4①数量：29 cell/μl；

　　　　　　　　（2）病毒载量：> 100 000 copies/ml

现　在　状　况：　（1）CD4数量：399 cell/μl；

　　　　　　　　（2）病毒载量：< 20 copies/ml

服　药　现　状：　1天2次，1次4粒

服药依从性：　　良好（自检出后始终良好）

Ben：我在2013年被确证②感染了艾滋病③。

确证就医

39℃高烧，病危通知，CD4④ 29个

2013年，我记得非常清楚，那是我第一次去台湾旅游。然而就在去之前，我开始不断地发烧，而且每次都是39℃。⑤一发烧，我

---

① 因版式原因，CD4、病毒载量、服药依从性的脚注移至下一页。

就去医院挂点滴，医生说只要使用抗生素，第二天我的体温就会恢复正常。这样反反复复三四次，3月中，我还是和朋友去了台湾。

② 根据原卫生部规定，HIV抗体阳性报告必须由卫生部认证并取得资格的HIV抗体确证实验室出具才有法律效应。

③ 艾滋病亦称获得性免疫缺陷综合征（Acquired Immunodeficiency Syndrome, AIDS），是由艾滋病的病原体，即人类免疫缺陷病毒（Human Immunodeficiency Virus, HIV）感染引起的，以T细胞免疫功能缺陷为主的一种综合征。书中简称艾滋病或HIV。

④ CD4细胞是人体免疫系统中的一种重要免疫细胞，也是HIV的受体，由于艾滋病病毒的攻击对象是CD4细胞，所以其检测结果对艾滋病治疗效果的判断和对患者免疫功能的判断有着重要作用。

病毒载量（VL）是指通过测量从而显示每毫升血液里病毒的数量。研究发现，CD4细胞数量相同的人，病毒载量高者比低者病情恶化得更快。对于尚未服用抗HIV药的感染者，将病毒载量、CD4数量以及症状结合起来，可以帮助预测未来症状的发展，以帮助感染者决定是否开始服药。对于正在服药的感染者来说，病毒载量检测可以帮助了解药物疗效，也可提供调整治疗方案和存在耐药的依据。抗HIV的药物若产生效果，感染者体内的病毒载量就会下降。

服药依从性是指患者用药与医嘱的一致性。而从药物治疗的角度，药物依从性是指患者对药物治疗方案的执行程度。药物依从性可分为完全依从、部分依从（超过或不足剂量用药、增加或减少用药次数等）和完全不依从（完全不服药）3类。部分依从和完全不依从统称为不（非）依从（noncompliance），两者都是药物依从性差的表现。

⑤ HIV感染后，依据临床表现可以分为三个时期：急性感染期、无症状潜伏期和艾滋病期。（1）急性感染期。许多感染者在暴露发生后2～4周，会出现流感样或者单核细胞增多样疾病特征，40%～90%的患者表现为发热、淋巴结肿大、咽炎、皮疹、头痛等，也可以表现为机会性感染、消化道症状、神经症状等。一般持续1～2周。由于这些表现均为非特异性，所以在临床上极容易被误诊或漏诊。（2）无症状潜伏期。这一阶段可持续3～20年。在接近艾滋病病发期时，患者会出现一些体征，如体重减轻、腹泻、持续性淋巴结肿大、低热等。随着CD4数量降低，病毒载量会迅速上升。（3）艾滋病期。艾滋病定义为CD4计数小于200个或者出现艾滋病相关机会性感染疾病。如果没有接受抗病毒治疗，大约一半的人将会在10年内死亡。

　　旅游回来就是4月4日清明节，我和朋友约了晚上10点下班后出去玩。可是那天早上，我刚出家门就突然咳嗽不止，好像多走一步就会咳断气。当时我就非常害怕了！我以为自己得了哮喘之类的病，完全没有往肺病那方面想。再加上，那时候我的上班时间是做一天休息一天，我以为是自己前一天晚上没有休息好，心想可能睡一觉起来就会好。因为我比较看重友情，晚上还是坚持和朋友一起去喝酒、唱歌。第二天起来后，还是断断续续地感觉不舒服，我也没多想。在之后的一段时间里，情况稍有好转，没之前那么难受，也没有发烧，我还每天坚持晨跑。差不多又过了十几天的样子，我又开始发烧，而且这次发烧和之前非常不同，上午并不发烧，只会在每天下午的某个时间段发烧。由于明显感觉症状加重，我决定去医院看病。

　　我还记得2013年4月，当时正暴发禽流感。医生给我做了一项B超检查，肯定肺部有问题，再量体温，39℃。医生以为我得了禽流感，很紧张地说要赶紧隔离，就把我隔离了。我就在那个隔离的小房间中一个人挂着盐水，第二天早上我就退烧了，体温也正常。医生随后给我抽了血送去上海市公共卫生临床中心（以下简称公卫中心）①进行化验，排除是否真的得了禽流感。只过了一两个小时，结果就出来了，排除了禽流感。医生又让我去拍CT，医生看

① 上海市公共卫生临床中心，一所三级甲等综合医院，始建于1914年，是上海市唯一一家艾滋病定点治疗医院。医院本部位于上海市金山区，分部位于上海市虹口区。

了我的片子说："你这个片子不对。这个CT显示你这里面的肺有点发白，但我们不清楚你这个到底是什么肺炎。你今天晚上还是不能回去，要在急诊室观察。明天早上我们请呼吸科的专家过来会诊。"我在急诊观察室待了整整24小时，记得那晚我没怎么睡着。我爸那时还在上班，下班后就直接过来陪我。我姑姑住在医院附近，也过来一起陪了我一夜。我记得非常清晰，到了早上8点左右，医生过来看了一下CT片，他当场就和我爸说："你是Ben的爸爸吗?"我爸说："是的。"他直接把那张红色的病危通知单给了我爸，我爸当时就愣了。他看着红色的病危通知说："怎么会直接就到病危通知了?"我姑姑也在旁边，她性格比较急，就一直问医生："到底怎么样? 到底怎么样?"医生就跟她说："这样，先治疗3天。如果3天内病情慢慢好转，那说明还不算太坏；如果他3天内病情恶化，那么可能这3天人就不在了。"

　　我隔着帘子看到姑姑一个人在旁边哭，边哭边向我爸要了我妈的电话号码，在电话里和我妈说了我的事。姑姑觉得现在不可能让我妈来看我，她在外地。当时，我爸妈处于离婚状态，我妈在广州上班。

　　过了没多久，大概是早上10点，我被推进了ICU。记得我进去的时候，ICU住了十几个病人，每个人都插着呼吸机。我的床位在第一个。当天，除了我的妈妈、奶奶，其他亲戚都来了。因为ICU不让家属陪护，只有每天下午3点到3点半是家属探望时间，他们帮我整理好东西之后就走了。他们走后没多久，我就接到我妈妈的电话。她很急，说要过来看我。我说："你可能进不来，医生不让进。"我妈说："反正到了上海，就算站在门外玻璃窗看看也好。"第二天她就来看我了。

第二天，医生进来又给我复拍了一张片子，查看具体病情。后来，我在医院里陆陆续续治疗了10天左右，用的也是最好的治疗肺炎的进口药。那10天里，我胃口还蛮好的，也没有发烧，只是走路会喘，走一步就像跑了5 000米的感觉。10天后，医生复查了一张片子，好像既没好转，也没恶化。然后医生给我抽了血，我记得有十几罐血，也没跟我说什么。隔了两天，我的主治医生（一个蛮年轻的小姑娘）把我叫到一个小房间里。我当时以为是复查的片子结果出来了，可能已经好转了，要让我出院，我还蛮开心的。到小房间以后，她给了我一张纸。在递给我的时候，她把写了"艾滋病"的一项画了出来。她说："这一项待复查。你自己看下这个选项，是有问题的。我们不会主动和你家里人说。你可以自己决定要不要告诉家里人，这是你的权利。"当时我就有点崩溃了。

那一晚在急诊监护室监护仪器"滋滋滋"声响中，我无法入眠。其实，我在ICU那段时间里基本没有怎么好好睡过觉，主要是里面的机器声音太吵，加上又知道了自己被感染这件事。我记得在进ICU的第二个夜晚，隔壁床的老奶奶还是生龙活虎的。她没有手机，就问我："你能不能把手机借给我？我给家人打个电话。"我们还互动了好久。可是在第二天凌晨2点多钟老奶奶就走了，那个时候大家都在睡觉。我记得医生做了两次抢救，无奈最后把老奶奶床边的窗帘拉起来了。她的家人都来了，也没怎么哭，都很平静。老奶奶已经不在了！那个时候我心里有些恐慌，我觉得进来了之后可能每个人都要走这一条路！

之后我被转到了金山医院。刚住进金山医院的时候，在医院里拍过一张片子。医生告诉我："你的CD4只有29个，病毒载量已经超过10万，同时你的左右肺都已发白，这是典型艾滋病晚期的肺炎病人症状。"在经过半个月左右的治疗后，我已没那么喘，又复拍了一张肺部的片子，肺部有明显好转。后续经过药物维持和巩固治疗，我的肺病基本好了。在住院期间，卜佳青（上海青艾健康促进中心，以下简称青艾）①总干事来看过我好几次。当时我对艾滋病还不是很了解，他跟我说了不少这方面的知识和需要注意的地方。休息时，我自己也上网查阅了相关信息。慢慢地，我的情绪和身体情况都有所好转。

出院后，我回家休息了一个多月，那段时间我什么都听医生的：按时吃药、按时休息。一个多月后，我的CD4涨到100多个。

---

① 上海青艾健康促进中心成立于2008年（前身：上海与非门工作组），于2010年在静安区民政局注册。青艾为上海地区的青年人群提供艾滋病、性与生殖健康有关的宣传教育、动员检测、专业培训、咨询服务、学术交流等相关活动。该中心的使命为提高青年人的防艾意识，改善感染者的生存环境，倡导一种健康阳光的生活方式。

我觉得还是蛮开心的，因为医生说："你原本CD4只有29个，能在一个月内涨回到100多个，其实已经很艰难了。"出院后那段时间我频繁地去水电路随访、拿药，观察上药后身体的各项指标。医生说："还不错！你恢复得还不错！"刚开始服用抗病毒药物，吃的是一天一次的组合，当时吃下去后全身过敏，身上包括脸上全都是一颗颗红色的过敏性药疹。发现过敏后，医生给我挂了盐水，之后药疹退下去一次，但是没多久又复发了两次。医生说："这样不行。你的身体肯定是过敏体质，要赶紧换药。"就帮我把药物换成了现在的第二种组合。我现在是一次吃三片药，原来是一次四片（有一种药后来变成了合剂，两种药改为了一片）。这组药我也吃了近五年的时间，依从性达到了90％以上。说句实话，我很怕死！我觉得老天爷给我第二次生命，我不能再拿自己的生命开玩笑；我不能再让我爸妈经历一次要失去我的痛苦。所以我现在按时服药，希望不管自己能活多久，至少我来到这个世界上，一定要给他们养老送终！

当然服药也有副作用。我吃的这个药的副作用就是血脂会特别高。医生让我管住嘴，他说："你吃没关系，但是一定要有个量。"还有就是减肥，医生有我的微信，经常督促我减肥，跟我说："减肥！减肥！减肥！"

现在我的肚子看起来有些大，四肢很细。医生说："你可能有点脂肪转移了。"不过他也说："你注意多运动就好。"我想等以后更多药物进来，换一些价格不是特别贵的自费药，这样副作用也会小很多，所以我想赶紧存点钱。

有时候我会觉得一个感染者如果开始服药了，反而寿命会更长。因为我没有感染艾滋病之前，从来不做体检。之前的二十几年，我从来没有做过一次体检，唯一的一次是为了办健康证，做了基础检查，也不会想着去查其他疾病。现在就不一样了，反而跟医生走得近了。每三个月我都会去医院拿药，医院一次给三个月药量，这样就相当于一年要去四次医院。医生会让我抽血验血常规和CD4，血常规最能够看出身体里面的变化，一旦指标超标严重，医生就会直接打电话通知。吃药之后，我很少感冒发烧，2013年到现在，基本上没有发烧过，也很少感冒。我不确定是不是药物的作用。我现在在医生的眼皮底下生活，反而寿命可能会比没有感染艾滋病的时候更长，我是这样想的。

家庭、爱情

养老送终

当时得知是这个病的时候，我自己也接受不了！我想问医生，我想拉着她，想跟她聊天，想跟她谈心，想让她提供给我更多有关艾滋病的信息。但医生比较忙，无法和我聊天，更不用说谈心了。

当时的我内心非常脆弱，不知道该找谁诉说。无奈之下我找来了我妈，告诉了她我当下这种处于生命快要终结的感觉及恐惧感！

现在想想，当时我觉得崩溃的原因主要是：首先，我害怕死亡，觉得自己寿命不长了。其次，人生那么美好，一辈子就这么一次，我还有很多事情没完成，很多东西还没来得及看，特别是对亲人的挂念，那种依依不舍的感觉，让我特别地崩溃。此外，我无法想象，如果我就这样走了，我爸妈白发人送黑发人的痛苦。而且我又是得了这个疾病，当时记得同病房的人跟我说："你得了这个病，在金山就会火化掉了。你就不能送到市区，不能正常办理追悼仪式。"当时我觉得人在那边就火化了①，我爸妈会怎么想？他们怎么跟家里的亲戚交代？因为我家里的亲戚非常多，仅阿姨姑姑就有十多个，怎么跟他们交代？我就觉得如果说实话的话，我爸妈不是一辈子都要被他们歧视吗？当时就是这种感觉！除了我爸妈之外，我的病情只有大姨、小姨和姑姑知道，其他亲属都不知道。

我爸是个老实人，家里的大事都由我妈拿主意。老爸是个情绪内敛的人，也不会哭闹，什么事情都压在心里面。谁和他说什么他都只会："哦哦，好的"。我记得那时候在医院里，当医生把病危通知单给我爸的时候，他从椅子上摔了下来！我亲眼看着他摔下来！这是第一次见到那么老实、那么内向、那么本分的一个爸爸的形象，

---

① 此为艾滋病感染者之间的谣言。

突然就一下子腿软瘫下的感觉。我当时很震惊，因为我没有看到过我爸这样子！第一次！我姑姑在边上哭！我就知道情况不好了。

之后，我的情况就不太乐观，差不多隔了两三天，我就开始发烧了，最高的时候烧到了41℃、42℃。而且每天都是下午3点开始，就像定时炸弹一样，每天下午3点就被点燃了导火线，准时开始发烧，一直持续到晚上。主治医生查房的时候，我妈也在，她就跟我妈说："你儿子这个病，我们治不了。他可能是因晚期艾滋病引起并发症。"当医院告诉我被确证为艾滋病的时候，我就直接把我妈叫回了医院。记得那个时候是下午3点半，她刚从医院离开没多久，坐上公交车就接到了我的电话。我说："妈，你能不能回来？我有件事情要跟你说。"没多久她就回到了医院。由于已经过了探视的时间，我们只能在ICU病房门前的电梯厅碰头，当见到我妈时，我直接就跪了下来，跟我妈说："妈妈，我可能感染了艾滋病，寿命可能只有五六年。"她完全懵住了。她倒不是觉得我怎么会感染这个疾病。她当时的想法是怎么会只能活五六年？她觉得就算是癌症可能也还能活很久，早期癌症说不定还能够治好。我接着和她说："我的肺炎就是这个疾病引起的。"听完我的话，她就抱着我失声大哭。我觉得特别对不起爸妈！我不能再多陪他们一段时间了！生命可能也就几年的时间，我觉得我特别不孝，不能为爸妈养老送终。无助感一阵阵地袭来！

但没想到的是，我回到病房的时候，一个关系很好、认识了

10年的朋友来看我,他跟卜佳青关系很好。我被确证后,就打电话告诉他说我得了这个病,他就在半小时内赶来看我了。当时我妈还在旁边,他就跟我妈聊了十多分钟。他把这个疾病的情况都跟我妈说了,其实我知道他是在安慰我妈。后来他还跟我说:"我身边也有人感染这个疾病,也在吃药。他们恢复得很好。你不用太担心。"当时,我对这个疾病根本不了解。第二天,主治医生跟我妈说:"我们这医院治不了你儿子。"之后,他们请了上海公共卫生中心的刘主任过来做随访。我看到呼吸科医生把我的肺部CT报告给她看的时候,她直接就说:"你这个肺炎并不严重。我们那边比你严重的都已经治好出院了。你明天赶紧转到我们医院吧!"听到这句话,我欣慰许多。虽然我当时因为发烧意识有点模糊,但我还是问了医生一句话:"医生,能不能把我治疗到给我爸妈养老送终那一天?"刘主任说:"没关系的,你不要太担心了。"刘医生是一个讲话比较直的人,不会说一些安慰人的话,只是以实际案例跟我解释。我觉得听了还是蛮开心的。第二天我就去了金山的公共卫生临床中心。

第二天,救护车就把我从市区送到了金山,我爸妈陪我一起过去。到金山后,我的主治医生正是那个刘主任。她就跟我说:"你既然来了,安心地在这边治。我们会尽量、尽快帮你治好。"说来也奇怪,那段时间基本上每天我都会发烧,到了金山后,我开始服药,吃了几天,我就停止发烧了。但是,我的肺喘依然很厉害,需要带接氧的呼吸器，不接氧的话我可能就喘不过气来，就这样每天在那边接受治疗。我自己家在嘉定那边，我妈每天从嘉定到金山她也吃不消，她就在医院买了一把躺椅，天天在医院陪着我。就这样在医院治疗了半个月，我明显感到好很多，走路也不怎么喘了。我可以一个人从病房走到下面的花园里面散步。不过后来我痛风发作又在医院里待了一个月。刚到金山的时候，我的脚有点肿。因为以前我喜欢喝啤酒、吃火锅和海鲜，有过绞痛，没有查过尿酸，我没往这方面去想。医生也没有往这方面去想，以为我的脚是被感染了，还让我去拍片做检查，查出来都没有问题。其实我的脚肿是痛风引起的。

我爸妈知道我是艾滋病病毒感染者，但不知道我是"男同"①。当时医生给我看了那张诊断书，告诉我要复查的时候，我就给我妈打电话。当时我就是一种感觉：我活不了多久了，我不跟我爸妈说，就没有其他人能说了。我想跟他们说，至少他们是我最亲的人，是我唯一能倾诉的人。我向我妈"坦白"病因：因去台湾找"小姐"才被感染。我妈一直认为我是这样被感染的。这个去台湾找"小姐"的理由，是我脑海中突然萌生、随便找的一个理由。其实对这病有点了解的人都很明白，怎么可能2013年找的"小姐"，回来一个多月就已经到晚期并且有机会性感染的程度呢？我父母可能不太懂，之后也没有特别追究我是怎么被感染的。我知道当时如

① 被访者提及的"男同"，即男同性恋者。

果我跟我妈说我感染了这个疾病，而且我又是"男同"身份的话，我妈肯定接受不了，所以我不能给她双重打击。

我妈其实还是很渴望我能结婚的。之前我去刘主任那复查的时候，她还问刘主任："我儿子以后能不能结婚？能不能生小孩？"刘主任知道我的身份，她当时就笑笑跟我妈说："只要有女孩子愿意，你儿子没问题，就可以。"现在她还都会每天问我："这个疾病什么时候能治好？10年够不够啊？10年之后，你也40多岁了，能不能生个小孩啊？"她还是有这方面的想法。我自己的想法就是，他们慢慢地年纪大了，把身体顾好，晚年能够开开心心地就可以了。我原来觉得，他们可以跟我分开住，我自己可以搬出来住。他们也想把房子卖了，然后买两套，他们住一套，我住一套。现在完全没有这种想法，我跟我妈说："不行！我一定要跟你们住一起。我不结婚了，也没必要自己买房子一个人住。你们两个万一以后有什么事情我可以随叫随到。"

我父母之前离婚了，一个在外地，一个在上海。我跟着我爸生活，后来因为这病，我妈回来了，并辞掉了外地的工作。回来之后，爸妈复婚了，现在又在一起了。这是这个疾病给我带来的又一好处。

爱情

2008年的时候，我去杭州工作。在两年左右的时间里，我一直单身。直到两年后，我遇到了一位自己比较心仪的对象，我俩就这样交往了，同居了一两年。跟他在一起的时候，我一直都会使用安全套。有个周末，我从杭州回上海，我的好朋友和卜佳青拉着我去区疾控中心做过一次检测，结果是阴性。当时我对这个病没有一点概念，而且也没怎么把这个病放在心上。因为我觉得我不可能会感染艾滋病，而且我认为"只要使用安全套，就不会感染艾滋病"。

当时我的另一半是东北人。之后，因为工作关系，我考虑要回上海。虽然我在杭州的工资比较高，但是没有缴付社保，意味着以后养老等方面没有保障。而他老家的父母年纪也大了，需要他回家照顾。我们两个人协商之后，决定彼此回到自己的城市。就在我们各自回去的前一天晚上，我们发生了无保护、无安全套的性行为。这是唯一的一次，事实上也是我对我俩感情、对他的信任！我们在一起那么久，我很放心他，他也很放心我，所以那一晚我没有考虑太多。那晚之后，我们就理性分手了，回到各自的城市。

回到上海的三四年，我找不到他人。QQ上的他永远都显示不在线。微信刚开始流行，我也没有他的微信。我跟他没有任何联系。虽然之后有过性伙伴，但是我都会使用安全套。所以，我很清楚我就是那晚被感染了。直到2014年，我从我们的共同好友那里听到了他的消息。我问："他现在生活还好吗？"那个朋友说："他就是变得比较黑而已，其他还蛮好的。"我想他有可能也被查出来，在接受治疗了吧。我没有一定要找到他的想法，自始至终我对他也没有一点点恨意。我觉得这完全是我心甘情愿的一件事情，而且我觉得当遇到真心喜欢的一个人，真的爱一个人，其实什么都无所谓了，一切都是值得的!

矛盾

检测结果出来之后，我的心态就是我可能这辈子再也不会找到另一半了。说实话，对于新的感情我也有过期待，但最终还是控制住了自己。因为我觉得我是个感染者。如果他不是感染者，那我要不要跟他说这件事情呢? 万一他被我感染怎么办? 虽然说现在我的病毒载量检测不到，我也知道我现在传染给其他人的概率非常非常低，而且我们只要正确使用安全套，他不会被我感染，可我还是害怕!

我现在还年轻，对性的需求无法避免。可是碍于这个病，所以我觉得还是不要找人了，或者找一个跟我一样的，他也在服药，身体里面的病毒载量也检测不到的阳性感染者? 我们两个知根知底，可以一起吃药，一起涨CD4。不过，我们的社交圈本来就小，现在要在小众的人群中找一个阳性感染者，就变得更加困难了。虽有一见钟情之说，但是对我而言，还是希望这人知根知底，可以从朋友开始聊起来，因为如果他的外表我喜欢，但是他的性格很差，脾气也很差，跟我的脾气相冲，我们是无法在一起的。

看见长得好看的我会心动，但是我现在很难抉择。我不知道，如果我真的跟他聊得很好，我们互相有感觉，那么在交往之前，我要不要告诉他我是感染者? 其实我一直都很纠结。基本上大部分人都鼓励我说出这个实情，但是我又怕这个人会默默地把我拉黑。我还是蛮顾虑这件事的。

工作、朋友

了无生趣，带领伙伴看到阳光

出院后，在家待了差不多一个多月，我觉得无聊，就找了一份电子商务的客服工作。这个工作还是蛮轻松的，每天只要上10个小时的班，做一休一，早上10点钟到晚上8点钟。虽然工资不高，但至少每个月给我缴社保，还是蛮稳定的一份工作。

做客服的那段时间，公司应该没有人知道我是艾滋病病毒感染者。反正当时我的想法是找一份轻松的工作。只要缴社保，哪怕每个月工资只有两三千元。客服工作比较轻松，每天就是坐在电脑前，回复一些信息。我的状态就很放松，就是养病的状态。我不想闲在家里，不想出去还要问我妈拿钱，想自己有一点钱。我就这样做了半年。

我看起来和正常人一样。只是晚上8点下班，从公司走到车站的那段路，我还是会觉得人特别累，其他就没有什么差别了。

服药的时候我很小心。我不会带有包装的药出去，专门拿一种小的塑封袋分装。每天带两顿药，在公司里10点钟闹钟响了之后，我就去卫生间把药服了。晚上回家到时间也在卫生间服药。所以那段时间没有人看得到。有几次闹钟响了，同事就问我："你为什么调闹钟?"我说我以前就是这个时间点起来。找了一些理由,他们没有再特别留意这些。

又做了半年多,卜佳青又联系上了我。那段时间,他是关心我最多的人,不断跟我聊天。后来他问:"你有没有兴趣来青艾上班?"我当时有一种感恩的心情。因为我觉得我能够得到大家的帮助,才没让我走到生命的边缘。我想在自己有一点体力的时候,做一点能帮助大家的事情。我就辞职来青艾上班了。当时,青艾的人还比较少,只有邵邵(青艾副总干事邵卉)和浦浦,微微生病不在,我就碰到他们两个。一开始我在曹家渡的花店上班,做了半年多,再慢慢工作转移到了办公室,这样一直做到现在。

我当时还有一种感觉,活着就是为了给爸妈养老送终,其他我都不想了,包括以后会怎么样,我都没有考虑过这些事情。有一段时间,我觉得我的心态很平和,特别是刚刚出院那一段时间。我觉得反正我已经差不多死过一次了,最痛苦的时候都已经熬过来了,有很多眼前的烦恼我都不想了,不会像以前那样在乎。慢慢地,因为我接触到一些感染者,跟他们聚餐,他们会告诉我他们现在的生活状态。渐渐地,以前的感觉回来了,我开始对未来充满希望。

我重新有人生目标是在2016年。从2013年确证、治疗到2016年,我基本上处于一种半放弃的状态。比如,有个朋友告诉我,他最近赚了一笔钱,可以出去玩,或者给自己买房。这在以前,我听到这种话会很嫉妒。我会想我也要赚,拼死拼活也要赚到这笔钱。

但在那段时间，我听到他这么说却觉得无所谓，会想还是命比较重要。银行里的钱我会一直用，到最后只剩一两百元的时候，我也不会觉得有什么问题；或者我今天买了一个特别贵的东西，吃了几百元的大餐，我也不会觉得心疼。我当时就是这种感觉：活着，反正是吃一顿少一顿，开心就好！

现在不一样了，我感觉我又有生活目标了：想再好好努力地存点钱，想未来能够过上更好的生活。这些又变得重要起来了，而且是越来越有这种感觉，可能是我周围的那些感染者朋友改变了我的观念。因为我觉得他们现在的状态很好，他们有事业，有的人自己开公司。我觉得他们都是有人生理想的，所以我觉得我还是要跟他们学习。

因为"点绿"项目，我先是在青艾花店工作了半年，和同事们很快就熟了。不过我没有想过要暴露我的身份。我记得那个时候很好玩，有一个感染者CD4免费检测的项目，我一直在邵邵和浦浦面前表现得我不是感染者，我不想让他们知道这件事情。直到后来去南京学习，周末培训时，邵邵给我发来一条信息："Ben，你赶紧去做CD4吧！"我就回了："……"我想：怎么回事？他知道了？回来后，他也问我："你怎么会感染？"我想瞒不住了，就跟他们说了。其实他们很好玩。他们两个人没有刻意来问："哎，你是感染者吗？"他们不会这样问，但他们心里知道。我看到邵邵给我发那条短信的时候，我就知道他知道这件事情了。

我刚来青艾，是在"点绿"项目里工作，那时候做一些绿植活动或检测工作。我觉得这些可能不是我真正想要去做的，虽然我也不知道未来会怎么样。我会想："我的人生可能过了40岁，还在做这些工作吗？"说句实话，在接触感染者工作之前，我觉得在青艾可能工作一两年就会跳槽。但是我最近越来越接受感染者，看到他们的一些生活状态，特别是这段时间我接触到一些潦倒的感染者，我帮助了他们，让他们从有自杀念头，到开始找到人生的希望，能看到太阳。我觉得我的任务还蛮重的，我想再帮助更多这样的人。以前，做完检测之后，人家说句"谢谢"就走了。"点绿"项目对我而言就是做义卖。而现在我做完一个个个案，和一个个感染者聊完之后，他们慢慢地会跟我说"谢谢"，会说"我现在的状态很好"。两个月前，我和邵邵一起去金山看一位病人。我并不认识他，但是他看我的是充满渴望求生的眼神。他的状态和我有点像，他也是感染了严重的肺炎。医生告诉我："他的肺病很严重，没有好转的话有可能会走。"然而，他的家人不在身边，所以他看到我的时候感觉就像家人在他身边的感觉。当时我看到他就哭了，我觉得他跟我以前很像。后来过了半个多月，他就慢慢恢复并出院了。那段时间我每天都会给他发微信，给他鼓励。那种感觉是发自内心地为他感到开心！所以如果现在让我离开青艾，我会非常舍不得，我还想帮助更多这样的人！

我从他们身上看到了我自己。如果在以前，我们一群人聚会时，某人跟我说："某某可能有艾滋病。"我会默默地把这个人喝的东西全都移开，然后坐到离他十万八千里远的地方。后来我自己感染这个疾病，经过那段时间之后，我能感受到这个人的感觉。现在很多人会说："微信找你，你都不太回复。只有感染者找你才回复得快。"因为我想知道他在干吗，我想知道他的生活状态怎么样。和他们在一起，除了我自己能吸收到他们的一些正能量，我也希望能把我的正能量传递给他们，就是一种家人的感觉。

起初服务感染者让我觉得不太舒服，但现在我是过来人。因为我从发病到确证，再到后来这一段时间，这样的经历可能一辈子就遇到这一次。我能从我的角度考虑对方，完全没有嫌弃之类的感受。

关爱群

在我还没有建立青艾的这个关爱群时，我只接触了一两个个案。检测出感染后，我可能后续就只关心一下他现在情况怎样。我遇到过一对，他们两个都感染了。其中一个觉得事不关己，无所谓。"啊？！我身体没有任何症状！哪怕我现在测出来两条线，那又怎么样呢？反正我现在身体健康就可以了。"然后他俩就走了。后来，我主动联系他，想跟他说很多东西，把我知道的信息都告诉他。但是他完全不听。当时我觉得吃力不讨好，说这么多何必呢？慢慢地，他又在微信上跟我联系了，他每天晚上发烧发到39℃、

40℃，他说他受不了了。其实那个时候我想要帮他，甚至到他家去找他，看看我能不能帮助到他。然而，他没有把地址给我，微信也把我拉黑了。之后就再也没有联系到他。当时我很着急，那个晚上我都没有睡着。

我和卜佳青还接过一个个案，就是在金山医院死亡的那个。我记得他转到金山医院的时候，肺炎已经非常严重了，但是还能吃得下东西。他来上海一个礼拜，我还看过他一次。我要走的时候，他还我送到楼下。我以为他的状态越来越好了。然后我每天都给他发微信，想知道他在干什么。只要他跟我说："我今天蛮好的！"我就很开心。我再去看他的时候，是他临终之前的一个晚上了，插着呼吸机，脸上浮肿得非常厉害。第二天，医生说要给他肺部插一根管子，把一些痰吸出来。同时医生也说了，如果他体内的细菌没有被吸出来，反而带进去的话，就会有生命危险。当时插管后半个小时都不到，我就接到他家人的电话说他已经走了。他走后的两三天我都没有睡着过。我一直都有点怪自己："我是不是应该再多做些什么？我是不是应该多努力地帮他一下？"后来，卜佳青也劝我："你每天也给他发微信了。你不可能每天都往那边跑吧？你已经尽力了。这也许是天注定吧！"差不多有一个星期我才慢慢地好一点。自这件事之后，只要感染者有什么问题，能帮到他，我就尽百分之百的努力去做。我不想之后再碰到这种类似的事情——他可能一下子人就不在了我再后悔。现在我们关爱群里有一百多个人了，大家在一起基本上是一个大家庭的感觉。

关爱群刚成立的时候，人不是很多。我们就断断续续地每两个月办一次活动。今年开始活动特别多。就上一个星期，我带他们去玩漂流，大家都玩得很开心。这个星期，他们就问我能不能有一个交流活动，他们想唱歌和聚餐。于是我就把活动链接做出来发给他们报名了。之前，我们在青浦和市区各举办过一次关于艾滋病的讲座，现场回答感染者的问题。我们打算以后每个月固定举办一次讲座。我的救命恩人刘主任现在在公卫中心，她知道我现在在做这方面的工作，也蛮支持我的。结合感染者的需求，我会继续提供更多的服务。

自他们进入关爱群后，我就盯着他们去服药，不会让他们出现一两年不服药的情况。虽然他们可能现在CD4比较高，身体也没有异样，但要按时服药确保依从性。

留下，离开

刚恢复出院的时候，我非常害怕服药时被发现。除了上班外，晚上我也会跟朋友出去唱歌、吃饭，到点闹钟响的时候，我就会压力很大，很怕朋友会知道我的事情。

经历了这件事，我的朋友有非常大的变化。我和来医院看我的那个朋友仍在一起玩，他对我的事知根知底，对我却是不离不弃。

　　另一个认识近10年的朋友，我跟他从学生时代就认识了，玩得非常好，无话不谈，然而当他知道这个事之后还是默默远离了我。我住院的时候，他就来看我了。我们基本上每天都会联系。因为有一段时间他找不到我，他就找我前面那个朋友问我到底怎么了，那个朋友就直接把我的事情跟他说了："他住院了，因为肺部感染。"没有说我得了艾滋病。得知我住院，他就来医院看我，后来我住到金山，他就知道了。金山是定点医院，只要去就会知道。普通人都会想："为什么市区那么多三甲医院你不去，跑到金山那么远的地方去？"他们知道那是治疗艾滋病、禽流感的地方。现在，我们基本上不联系了。虽然微信也有，我看得到他的朋友圈，他也看得到我的朋友圈，但我们基本上不会再互相评论、点赞或聊天。因为和他关系太好，突然这么好的朋友远离了，我觉得还是蛮失望、蛮难过的！有一次周末和朋友出去喝酒，回家我就发了一个动态，是关于失去朋友之类抱怨的话。其实我知道他看得到，他却没有回我。我想既然这样，他现在过得挺好就行，没必要强求。

　　我现在的朋友除了之前那个很好的朋友外，就是与非门①了，

---

　①　与非门是成立于2007年，基于互联网QQ群为平台的，性少数群体的业余娱乐兴趣爱好的松散型组织，曾覆盖2000多人，涉及交友、聚餐、运动、K歌等不同形式。2008年4月，由于第六轮中国全球基金艾滋病项目（GF6）覆盖上海，卜佳青与其他4名青年学生发起成立了"与非门工作组"，用于宣传防艾工作，即青艾的前身。

下班之后的一些娱乐活动都和与非门有关；还有青艾的同事，和他们有时候一起吃饭、活动；再有就是感染者小伙伴，我跟他们也有一些活动。其实我觉得挺开心的，现在我不缺朋友或伴侣，我没有特别去找，顺其自然。生活挺紧凑的，蛮好！

我每个周末都会去与非门。与非门有个微信群，每个周末会组织交友聚会，就是唱歌、喝酒。我只要有空，周末不加班就会去。群里还挺有人气，每次都会有不同的人。群里的一些元老会带不同的自己认识的朋友过来，不断有一些新的朋友加入，这个圈子不断壮大。在与非门里，我有时会推送青艾关于检测的信息，或者一些公众号的消息。所以我觉得对他们来说还是会有一些警示作用，特别是在性安全方面。晚上10点，我们固定在中山公园好乐迪开机。很多人八九点就到了，因为开机时间不到唱不了歌，他们只能喝酒、玩游戏。好乐迪会一直循环播放艾滋病是什么的信息。他们每次一看到这个宣传就会在群里@我，或拍下来私信发给我，说这是你的工作。我觉得我的工作还是起到了一定作用，我有打算找好乐迪谈谈，把青艾工作纳入其宣传范畴。

现在我的身份公开了[①]，与非门中有相当一部分人知道，也有相当一部分人可能会私下议论，但并没有人当着我的面提及。因为群主和我说："我会帮你遮掩。他们都知道这是你的工作，所以他们

① Ben于2017年通过视频直播，主动公开了自己艾滋病毒感染者和"男同"的身份。

有可能认为你只是在演戏——作为一名临时演员，演这么一出戏。"但我想如果只放一个视频，他们可能会这样认为。不过陆陆续续还有讲座，还在《亚洲新闻》录了一期节目，到时候播放出来，我觉得他们都会知道。

上周视频刚出来，当时转发率还蛮高，私下也被议论。我上周还试探了一下，去参加聚会。我故意早到，因为我很怕他们已经玩得很high的时候，我突然跑进去，某些人会默默地远离我。我觉得我接受不了这样一种状态，所以我去得特别早。整个晚上我并没有看到有人故意远离。我知道有几个人知道这件事情，他们在微信上问我了，我没有回他们，他们心里应该明白。但是我没有那种被疏远的感觉，也许他们是碍于面子，毕竟我也是这个群的副群主。

我问过我的好朋友，就是那个群主，我说："我会不会给你带来一些不好的影响？"我担心有些每周都会来玩的人，特别是五六人的小团体，他们知道我的事情之后，有可能以后不来了，然后来参加聚会的人就会变少。当然，一开始我的好朋友有些怪我。他怪我并不是因为群里的人可能变少，而是担心我承受不住巨大的压力。他知道我性格有时候很冲动，他是怕我没有考虑过后果冲动之下就做了这件事。后来我跟他聊了很久。我想既然已经公开，就决定要沿着这条路走下去。那周之后，我在与非门没有刻意地暴露感染者身份。后续有些人看到了我的视频，看到了我的分享，问我了，我会再跟他好好聊和解释。

未来与展望

现在我的家人和亲属可能看不到吧！前段时间我拍了个视频，公开了我是艾滋病病毒感染者的身份，很多人说："你不怕家里人看到吗？你这是双'出柜'，你知道吗？把自己感染者的身份'出柜'了，同时又把自己'男同'的身份'出柜'了。"我按捺不住，整天默默无闻地在做一些这种事情，但是每次看到周围的一些小伙伴遭到歧视，我又想站出来说，所以也算是一时冲动吧！这些所谓的直男直女的朋友跟我说："同性恋就是会得艾滋病"，"如果你有艾滋病就是同性恋"。我总是听到这种话，我不想闷在心里，所以我觉得要不要拍个视频呢？青艾的小伙伴也比较支持，他们想拍"有这样一个视频！你要不要站出来支持我？"

播出后，我每天的压力都比较大。刚一播出转发量很大，早上醒来我就会看到几十条微信，"这是你？""这是你？"……一开始我还会好好回答，后来我就不想回答，我觉得好累。我知道，肯定有一部分人把我的微信给删除了；之前对我有些好感的人，他们虽然没有删除我，但是对我的好感可能就没有了。其实，我考虑过这个后果，不过既然说出来了就说出来了。只是在犹豫，如果哪一天被我爸妈看到了，要不要跟他们再找个借口，还是直接告诉他们事实呢？

　　我觉得现在大家还不是特别能接受这件事情。以我自己的经历来说，自视频公开后，有相当一部分人还是接受不了这个疾病。这个星期，可可（青艾的工作人员）帮我举办了一场分享会，让那些不是很了解我故事的人来听。我觉得能有一个人改变也好。这个人就是他/她，不是听到艾滋病就会逃走，或者嫌弃感染者。我希望他/她能够通过我的故事看到我现在的状态，能够正确认识这个疾病。我并不一定要他/她完全接受，能让他/她从完全不接受到慢慢接受，就很好了！我已经站出来了，如果有一些平台愿意听我的故事，有这样的机会，我很愿意分享。作为一个"新人"，我想把自己的一些故事讲给身边的人听。毕竟这也是一种正能量！我希望他/她能够听到我的故事，能够对这个疾病的认识有些改变。

　　另外，我觉得现在没有回头路了。我没有想到这个视频播放率会那么高。当时我只是觉得好玩，想着露个脸拍个视频。那一整个星期我的压力都蛮大，不过现在慢慢想通了。我觉得既然站出来了，我就要把自己学到的关于艾滋病的所有知识都告诉大家。虽然一个人力量有限，也改变不了多少，但是能够改变一点也好。至少像我们青艾的志愿者都知道，之前他们都不知道，现在知道了，他们仍然给我鼓励，我还是很开心的。我愿意发展其他感染者一起工作。毕竟感染者工作现在只有我一个人，有的时候会觉得特别累，特别是去金山看病人，一天的时间就没了。再加上组织活动，以及逢生项目和中央财政的感染者心理干预项目要做，会比较累。后续我希望在感染者当中再挖掘一些志愿者，能够和我一起去做一些事情。很多感染者还是很注重自己的隐私。例如，我跟志愿者说："出去开展活动的文案我来不及写，你能不能帮我写一篇？"他们会说："写文案没问题。"但是我周末有一个分享会，就问："你能不能过来帮帮我？"他们就不愿意抛头露面了。

我想接受一些与艾滋病相关的培训，再学一些与药物相关的知识，希望能回答感染者提出的问题。说句实话，他们去医院的话，医生只有这么几位，五六个人。每天去医院拿药的人非常多，然后开药、拿单子，会诊下来可能也就五分钟左右，问不到什么。所以我现在周末举办一些讲座的目的就是，把那些医生请过来，然后有问题的人可以在讲座上问医生。

我现在对艾滋病的看法就是，它是一种慢性病。我只要按时服药确保依从性，然后定期随访，就像我们每个人都要吃饭、洗澡一样。我是一个一年四季每天都会洗澡的人，那现在的我只是每天再多做一件事情——吞几片药，就是这么简单的事情。

——Ben, 2018

HIV 感染者，监狱

基础信息

感染者（匿名）： 文重
感染者身份： 被公开
确证日期： 2010年
确证途径： 看守所
确证状况： （1）CD4数量：未知；
　　　　　　（2）病毒载量：未知
现在状况： （1）CD4数量：≥400 cell/μl；
　　　　　　（2）病毒载量：≥50 copies/ml
服药现状： 1天1次，1次3粒
服药依从性： 良好

文重：我在2010年被确证感染了艾滋病。

确证就医

看守所

2010年，我在安徽合肥投案自首。进入看守所后有一个强制性筛查，需要检测血液。一开始我并不知道有这一项，后来经过连续几番筛查：医院初筛、二次检测……看守所的医生把我单独留在一间医务室里。因为我懂英文，眼睛一瞅检测报告上的一长串符号，就大概猜出了所以然。起初医生向我隐瞒，但是我的管教干部知道我英文还挺好，就告诉了我实情。管教干部善意地劝告我："如果你告诉同监室的人，会有一定的风险。毕竟里面人员密集程度太高。你能不能克制住自己的情绪？"

若是一个朝九晚五、按时上下班、老实本分的"正常人"，在某一天突然得知自己感染HIV这一事实，我想可能多数人会抑制不住情绪崩溃吧！偏偏我这个人有时候比较奇葩，又处在一个不那么"正常"的环境中，所以一开始得知自己的情况后，我没哭、没闹，比较平静地接受了现实。看守所和监狱一样，属于一种关押状态。在这种高压环境下，人不可能产生过多复杂的个人情感，不需要强迫自己去接受这一事实。如果在社会上得知了这一消息，我想可能承受的打击更大，落差更大。这对我来说，进看守所反倒成了一件好事。

平静地接受之后，我开始感觉内心很矛盾：因为我是独生子，也接受过高等教育。我在纠结到底是选择向父母坦白，还是选择隐瞒。在我心里或多或少有一丁点自私，也真的没有坦白的勇气。我觉得即使是我选择向父母隐瞒，也终究纸包不住火，因为我的很多同学、亲属在公安机关工作，与其等到消息一传十、十传百到了父母耳朵里，我还不如直说。身处看守所，不能通电话，又没有提笔写信的勇气，那我怎么向家人告知这一不幸的消息呢？我请求管教干部给我的一个舅舅打电话，简单说明情况——他们都是公安机关的，在一个系统内共事。

在看守所这样的高压环境下，我只能努力给自己心理暗示：我和其他HIV感染者不一样，我要比他们更坚强，更乐观。有一天下午我感觉怎么这么冷，发烧39℃多，输液也无济于事，那种感觉就像是感冒一样，我想那肯定是药物反应。服药之后我的身体开始产生不良反应：第一是开始变瘦，我以前虽然瘦，但是没有瘦得这么厉害；第二是我的饭量减少，也不能吃油腻的东西；第三是头发逐渐脱落，反正以前在监狱留寸头，我也没把它当回事儿。刚开始在监狱，吃药的时候反应很大，我在导入期①吃护肝片。目前我的肝脏功能还好，当然这与我的生活习惯或多或少有关系，平时散散步，不做剧烈运动。我们老家没有检查肝功能的设施，到现在我快8个月没有检查了，8月份，医生说："一定要检查一次肝脏。"我很庆幸，对我而言这种药物已经不错了。我觉得国家很不容易，一年这么大投入，说句良心话，还是得感谢国家，感谢这个时代。

接下来的日子，我偶尔会回忆究竟自己是如何感染上HIV的。我所知道的HIV有三种传播途径：性接触传播、血液传播、

---

① 刚开始服用奈韦拉平（NVP）的前两周，通常需要服用一半剂量的NVP，称为导入期，目的是为了使身体适应NVP，减少皮疹等不良反应。如果出现皮疹，可能需要延长导入期，也可能需要用其他药物治疗皮疹。虽然抗病毒药物有副作用，但是绝大多数的副作用都是可以处理的。

母婴传播。① 第一，我不是通过母婴传播；第二，我并没有吸毒史；第三，我没有做过大型手术，没有输过血，也没有使用血制品。此外，另一种可能是公用剃须刀，然而这一概率不到几百万分之一。在感染后，我和父母共同生活了一段时间，他们也没有感染。后来我想起那段在香港的日子，那个时候自己年轻气盛，爱慕虚荣。我们很多人在一块儿喝酒，不知干了多少杯，我的大脑一片空白。印象中只记得与一名女子发生了性关系，没有做任何保护措施，随后回到内地又有过一次。那一年正好是2007年，与潜伏期时间大致重合。

家庭、爱情

轩然大波，瞒不住，想回家

从2015年7月6日我出狱到现在，在得知我感染艾滋病后，我父母当时是什么反应，我一直没敢正面问过。我是安徽农村出来的大学生，可以想象：一个大学毕业生，染上艾滋病，随后又触犯了

---

① 性接触传播是艾滋病最主要的传播途径之一。性接触包括异性性接触、同性性接触和双性性接触。血液传播是指接受来自艾滋病感染者的血液或者被HIV污染的血液制品。母婴传播是指艾滋病感染者的母亲在孕产期和哺乳期将HIV传染给她的孩子。

刑法进了看守所。这种情况肯定是很吓人的！在我们当地已经掀起轩然大波了。记得出狱的时候，我没有给父母打电话，也没给我舅舅打电话。我心想如果打了电话，他们会问，然后会逼着我回去。因为家人怕我再学坏，更怕我把命整没了。活着永远是最重要的！说句不好听的话，那时内心的想法是：我了无牵挂，一死了之也可以。但是我要考虑到父母今后的生活，我不能一死了之，他们应该幸福地颐养天年，所以我不能太自私。

出狱后，我没有身份证，大巴车、火车都坐不了。幸亏以前父母探望时留下一些钱，我用这些省下来的积蓄住进了一家旅店。我刚从监狱出来，第一感觉就是外面世界变化太大了。我在合肥读书、生活，又在合肥服刑，现在突然看到合肥变化这么大，时间真是太奇妙了。当天晚上，我给家里打了电话，他们突然听到这个消息很是惊诧，问我有没有地方住。早在看守所那段日子，家人在书信上嘱咐很多，父母包括我舅舅了解了关于艾滋病的知识，他们希望我自我克制，今后挣不挣大钱无所谓，只要像其他人一样正常服药，身体健康，有个宽松的工作环境，他们就心满意足了。第二天，我打算办好身份证后回老家。可我的户口还是个麻烦事儿：大学毕业后我留在合肥工作，我的户口从学生户口转为单位集体户口，一直留在合肥。现在办身份证首先要去当地的派出所办户口。到了合肥的派出所，派出所说我的户口迁出没有问题，但需要学校开报到证。因为这个时候迁回老家只能以学生报到派遣的方式，不然虽然迁走了但当地没法落户。这么多年报到证哪还找得到？所以又到以前的学校和以前的单位开证明，我的情况他们都是知道的，真是丢人！

出狱之后第一次与父母近距离接触，刚开始我父亲和母亲都害怕我，真怕。印象最深刻的一件事是，我父亲从农村到大城市，我想扶着他过马路，他不经意缩回手。父亲不会发微信，眼睛老花了。有一次喝酒，他想加我微信，而我的微信不允许任何人添加，他气死了，质问道："为什么加不上你的微信，怎么回事？"他是男人，有些话说不出口，我们就通过微信文字聊天。父亲是80年代的高中生，是个脾气非常暴躁的人，我刚出狱时父亲又是害怕又是心疼，压抑着，很多情感无法表达的时候，他就冲我发火。现在有时候说话也那样，虽然知道我是他儿子，也会恨铁不成钢，说："你怎么变成这样？一个农村的孩子，供养你读大学多不容易？"父亲发火我也很委屈，气消之后也能理解他。但是我没想到上次回去的时候，因为我喜欢吃苦瓜，这么多年过去了，我父亲从来没有正儿八经地给我点菜，每次回去我检查身体，都在我们那个镇子上的小饭店里聚餐。那一次父亲给我点了苦瓜，监狱里七八年都过去了，他还记得我爱吃苦瓜，当时就感觉父母真的是不容易！我母亲在外面打工，给别人烧饭。我的母亲很坚强。记得法庭开庭的时候，我看到我母亲和我姨妈都坐在后排，还包括其他亲戚和以前的同事，很多熟人。我目光迅速扫视一遍，却不敢停留。在法庭上，我心里不停祈祷：赶快判！赶快判！以最快的速度把我送走。我一秒钟也不想待在那里，因为我知道自己肯定是要被判刑，也知道大概判多久。我的庭审速度非常快，法官说什么我都供认不讳。我觉得已成既定事实，现在只是一个程序，不需要再去讨论或者狡辩。后来我进了监狱，母亲看过我很多次，我父亲和叔叔也去过。父母回家之后，生活还得继续，所以他们一直在外面打工，直到现在。我母亲一周给我打一次电话，通常是在周日，每次打电话都叮嘱我吃东西不要省钱，随心所欲就好。家人通常不给我压力，只有两点要求：第一，不允许我去害（传染给）别人，这是最重要的；第二，就是保护好自己的身体，不要像以前那样自我放纵。

分餐

我感染艾滋病后和家人分餐吃饭，一直到现在。比如，我们家三个人吃饭，我会拿四个碗四双筷子。第一次分餐是刚从监狱出来回家，身上还是监狱里穿过的衣服。很多亲戚在家等我，我不敢迎上他们的目光，一直埋着头沉默地扒饭。亲戚们都知道我感染了艾滋，虽然嘴上不说，但心里肯定不舒服。然后，父母提出多拿个碗，我望了一眼，仿佛达成了一种默契。那顿饭我几乎没吃。后来养成了这个习惯，包括过年。去年过年回家吃饭，我用过的碗也被母亲扔掉了。

其实我也知道共餐是不会传染的。我知道，包括亲戚们也知道，但始终克服不了心理上的恐惧。有一次过年在县上聚餐，我两个姑父不允许我分餐，他们看了很烦躁，但是我已经习惯了。我心底认为：和陌生人相处的时候，我是没有心理压力的；但越是亲近的人，我压力越大。这一点我很无奈，但还是很自觉。我想起一部纪录片叫《在一起》，其中一个小孩，现在在临汾艾滋病学校，当时的感受和他是一样的。虽然现在已经习惯，但是更多时候我在情感上是压抑的。如果找到一个合适的出口，我会把所有的情绪都释放出来，但是可能很难。刚开始的时候可能会感到很别扭，但是时间长了不是说我变了，而是我越来越害怕，发自内心的害怕。我心里会有一种声音在回响着：我跟你们是不一样的。现在我怕过周末，怕过节放假，更怕过年。热闹是他们的事，我只能埋头做自己的事，我觉得这样才不会伤害到亲人和朋友。

2016年元旦，我记得很清楚，单位连着放了很长的假。我的同事们都出去玩了，除了我。单位里空荡荡的，与窗外节日的喜庆氛围形成了鲜明对比。莫名其妙地，我拨了个电话给曾经的管教干部，他也是我的同学，人非常好，关切地问："你这是怎么了？"我说："没啥，只是感冒。"但他终究在电话那一头听到我哭了，他安慰道："30多岁的人还哭，发生了什么事？有啥大不了的。"

出狱后的第一个春节，我是在我们县里面一家小旅馆过的。高档酒店肯定住不起，即使便宜的，过年的时候也要一百多元钱，我得在这住上好多天。旅店老板很纳闷："你是本县人，怎么不回家过年？"我只能随便撒个谎。在旅店里看春晚，本来节目就表达一种游子思乡的情结，再加上自己监狱服刑的这段经历，我更想家，看着看着泪水就掉下来了。在小旅店住下后，我想去旅游。当我到了市区才发现大过年的我没地方去，又开始想家，像神经病一样。一番折腾后我回到了小县城，老老实实在旅店待着。那一年家人心里也很难受，父亲喝了酒，其他亲戚也过来看我。我们公司正月初九上班，但我正月初七就回了单位。我想：第一，我能早点出去工作，家里面的负担也轻一点；第二，我也想早点到单位来料理事务。第一年就这么过去了。第二年，我依然打算住那家旅店，除夕当天中午，我爷爷的亲兄弟——小爷爷非常生气，责备我为什么不回家过年。后来我回去了，心想：这个时候自己应该带给家人一种积极、平和的心态，这样他们才能感到慰藉。但这一点对我来说太难。就连笑起来嘴角也是僵硬的，因为不知道自己在笑什么，好像没什么值得开心的事。我只能装作没心没肺，只是想让家人知道我现在挺好，这样就足够了。

那是我出狱后最脆弱的日子，印象中一共有三次。感觉有家回不去，而且还要撒谎。每逢重大节假日，特别是传统佳节，我就感觉特别孤单，因为身边没有人陪伴，很想哭。在监狱里不会，虽然在监狱里也很想家，但是大伙在一块儿过节，会冲淡很多思念。刚开始在监狱的时候想回家，真的想回家。但其实不是真正想回到家，只是想走出监狱大门。到了刑满释放那一天，真正迈出这个大门后，我却发现自己已经回不去了。那个时候虽然很痛苦，但我明白我必须独自面对。

我们家族有"团结和睦"的家庭观念，亲戚们一直没有排斥我。我很幸运能生活在这样一个环境中。我住在嘉定，大伯家的姐姐们住在江桥，距离很近。考虑到自己有犯案前科，我也挺自觉，尽量不去打扰他们，虽然他们知道我离得近。亲戚们也了解我的情况，他们担心我的身体状况。刚出狱的时候他们给我钱，我没收。在监狱里，我把最后几个月的生活费全省下来了，有几千元钱，所以我的钱够用，他们也给了我一两千元钱，还往家里面给过钱。后来我的工资也慢慢地可以解决温饱问题了。第二年境况逐渐好转，开始还亲戚们钱。我们家族有个群，我刚开始的时候脸皮薄，不好意思加到这个群里，还是我堂哥拉我进去的。我的微信、通讯录上就寥寥几人，一般都不跟别人聊天，我把自己封闭起来了。前些日子，我从微信上得知只有42岁的堂哥脑出血去世了。他是我服刑时唯一给我写信的家人，在我最困难的时候是堂哥帮助了我，所以无论如何我都要去看看。当天晚上，我乘火车回家去看他，但重症监护室我是进不去的。在ICU病房外面，我大伯和我说了几句话，其中一句话让我印象深刻："我这个儿子会吃饭，会上厕所就行了，所以什么都不要紧，只要能保住一条命。"所以我在，最起码我父母亲还能看到我。他说的也是很实实在在的一句话，遗憾的是我当天晚上回来，第二天早上堂哥就去世了。

虽然我可以很坦然，但是面对越亲近的人，背负的十字架越是沉重。白天在外工作可能不会胡思乱想，但是夜深人静的时候，还是得直面最真实的自己，我不可能永远当一只鸵鸟不闻不问世事。我现在打算买一套房子，最主要的原因也是我以后要回家。我回家并不是要娶妻生子，而是在寻找一个后半生落脚的地方，和父母一起平平淡淡地过日子。这么多年没有好好陪父母，现在想弥补一下这个过错，让父母颐养天年！他们年纪越来越大了，说句难听的，未来某天我的父母生病、过世需要有人照应。如果我压力太大，他们压力会更大。因为堂哥的离世，我更加感叹生命的无常，一生中很多人来来去去，一些事情一旦发生，这辈子无法再回头。所以最重要的是过好当下，虽然谁也不知道明天会发生什么，但也要让每个明天不后悔。

如果要说我内心变强大了，那是吹牛。我经常说这样一句话：改变不了的东西就去接受它，把它吞进肚子里，不要太矫情了。我现在谈起这些很放松，就像在说别人的事情。但是这需要一个过程，准确来说，我现在对生命看得很淡，如果我现在把我一切的任务完成了让我明天走也行，我也就没有什么牵挂。但是我现在很多事都没有完成，我还是挺害怕的，还是让我把活干完，至于我自己的梦想，完不完得成我无所谓，但是最起码要把我自己的任务完成。对于父母，如果我走在他们前面，至少要为他们留足养老的钱。如果我走在他们后面,我要让他们知道我以后的生活没有问题。

天大的一件好事

我做了一件天大的好事,就是我没有和大学时期到入狱前一直交往的女朋友发生过性行为,因此也没有把艾滋病传染给她,这一点现在想来也是非常庆幸的。在看守所的时候她帮我送眼镜,送完眼镜后她还给我父母打过电话,这是管教干部告诉我的。那也是我最后一次见到她,到现在已经没有联系了,这段感情不了了之。

我是家中的独子,也想过找一个与我有相同经历的女孩子交往。按照前面提到的人生规划,这件事还没有提上日程。或许等我三四年后在这家公司做出成绩,我的收入达到年薪10万元,才会考虑结婚这件事。我希望自己能拥有一个美满的家庭,就像书里提到的,家庭是一个社会里面最小的细胞,也是社会结构里最稳定的一个单体。我曾经在监狱里写信时提到,想找个爱人。但是现在更多的是希望生活平平淡淡的,一个人过好。

对我而言,这些往事就如同一道不愿揭开的伤疤。现在的我常对自己说:"好,我出了监狱这个门,从这一刻起,我不再想曾经。"监狱大门关上的那一刻我在想:不管以前有多浑球,但现在我得到了惩罚。从那一刻开始,我已经把该还的账还清了,今后的日子好好做人。对于过去的事情，我不想老钻牛角尖，否则我今后就没办法再生活了。出狱至今，我对自己的评价，最起码是一名合格的刑满释放人员，合格的艾滋病病人。为什么这么说呢？因为我进入社会以后，我靠自己的双手挣干净的钱，靠自己的双脚脚踏实地工作；因为我从没想过去感染其他人，没有因为自己受到一些社会歧视、政策不公而颓废，也没有选择"以暴制暴，以毒攻毒"。但我也希望社会能够给我们更多的生存空间，不管是对于艾滋病人，还是刑满释放人员，最起码得给我们一点光明，一条活路！给这些边缘人群生存空间，也给其他大多数人生存空间，这是社会和谐的一个前提！

工作、朋友

捂不住，坦然，封闭

在以前的生活环境中，90%的同学、朋友都知道我感染HIV这一情况。他们中很多人在政法机关工作，纸包不住火，聚会时一传十、十传百。在安徽接受记者采访时我也很坦然，后来我发现没有隐瞒的必要。现在在上海谋生，我不得不将这些过往封存起来，现在的老板和同事都不知道我的情况。

在上海打工，我住在集体宿舍，五个人睡一间房，大通铺。

我的全部家当就是一个旅行包。从监狱出来到现在，这个包跟了我两年多，我有一些珍贵的私人物品要存放，又不可能放在家里。我只能偷偷摸摸地吃药，给药片换药瓶，给药瓶换标签……非常麻烦！也有同事纳闷，问我年纪轻轻怎么经常需要吃药，我含糊其词说："我腰椎不好。"同事们一般也不会往艾滋病这方面去联想。

我周末很少出门社交，除了工作外，在上海几乎没有接触任何人。其实我现在不想接触任何人，不管是上海的，还是以前认识的，甚至包括父母在内。经历了这么多风波后，我更希望能一个人安安静静的生活。我是学社会学的，其实已经意识到现在太过于封闭自己了，人具有社会性，不可能永远处于本我状态。我除了工作还是工作，都觉得自己快有心理问题了。谈不上自我保护，只是内心还不够强大，无法接纳自己，还无法面对真实的自己，所以这个时候还是觉得一个人更安全。

狱友，抱团取暖

我在2010年10月的最后一天投案自首，2011年7月6日入狱服刑，进监狱后没几天我就开始吃药。我记得很清楚，7月6日那天我莫名其妙的，就像发"邪火"一样，后来我才发现这是药物的不良反应，人就像要死掉了一样。

在省监狱总院，我的一个狱友，他是来自大凉山地区的少数民族人。我们睡上下铺，他下铺，我上铺。我们在一起的时间比较长，不论是性格还是生活经历都非常相似。他挺照顾我，经常在一块儿聊起过往。毕竟读了这么多年书，很多方面可以理解共情。在监狱里，我们与社会上其他艾滋病人不同，他们不可能每天聚在一块，而我们一直生活在一起。我们都是艾滋病人，彼此之间没有压力，我也不需要天天去伪装什么。他比我早出狱半年。

我出狱那天，第一个电话没有打给父母和舅舅，也没有打给以前的同学或者好朋友。我想到大学同学大多已经成家立业，在各行各业已经有所建树，而我刚刚出狱，还染上艾滋病，早已身处两个截然不同的世界。于是我想起了这位陪我渡过艰难时光的狱友。那一刻我很想立刻联系上他，问问近况。我没有他的号码，几经周折我联系上他的妹妹。他妹妹的一句话把我吓蒙了："他现在在江苏省的一座监狱，被判了13年。"

我能做的是什么呢？我不是超人，我不可能帮所有人，我只能尽我自己的一点力，帮一个是一个。他在监狱里面，我没办法每个月都看他，这不现实。监狱系统有其特殊性，我不是直系亲属，要开证明很麻烦。逢年过节我会去探监，一年2到3次吧！平时写写信，给他适当汇点钱。我的想法很单纯，这是曾经在我最苦难、最无助的时候雪中送炭的人，和我有着相同的经历。我能够帮他到什么地步，就帮他到什么地步，以后他出来的时候也可以来找我。说句难听的，如果我不在了，也会委托别人替我照顾好他，要让他对生活有期待、有盼头。

我现在的精力主要投入在三个方面：第一，投在工作上；第二，照料父母亲，他们快60岁了，要让他们的生活有一点奔头；第三，留点给我曾经一起生活的狱友。我们感染艾滋病，彼此都不容易。在这种特殊状况下，用我的话来说就是"抱团取暖"。到现在为止我都不留长发，一直穿布鞋……监狱生活的印记已经烙进了骨子里，无法抹去。出狱后，我相信，绝大多数人会选择遗忘，而我却挺怀念监狱那段时光，真的！因为那是我生活了多年的地方，是我开始好好做人，获得尊重的地方，那里有我牵挂、惦记的人。反正不管怎样，这段回忆都是我生命中的一部分。出狱后我始终有一个想法：在监狱整体搬迁之前回监狱看看，给监狱长写封信，做帮教也可以。不管别人是说我太嘚瑟还是有点神经兮兮的。

硕士，劳务市场

我硕士毕业，本科学社会保障，专科学劳动与社会保障。学业生涯走得太顺，人攀向高处就会飘。我向朋友借了钱，开始并不多，时间一长窟窿越来越大，我已无法弥补。

出狱之后我不能一直在老家闲着，得想办法养活自己。于是我选择去南京找出路，一是离家近，我看病方便；二是在南京我也方便关照还在监狱服刑那个下铺的好哥们。到了南京，我不能说自己是研究生，不可能像白领一样去人才市场找工作，因为我知道自己是怎么样一个身份。双重污名的叠加让我必须降低要求。我到了劳务市场，也就是农民工市场。首先我找的是商贸工作，在一个商贸仓库。对方提出每月工资 2 000 元起。我只提出一个要求，包吃住，对方也欣然应允了。2 000 多元钱对当时的我来说挺多的，以前在监狱没钱，现在出来一个月能挣 2 000 多元，而且还有吃有住，挺好的！那时候确实是那么想的。在南京工作了一段时间之后，这家公司在上海有一个仓库，想把我调上海来。那时我并不了解上海的行业情况，觉得不踏实。我说不愿意去上海，后来又听说南京的业务要撤走，我就离职了。第一份工作挣了些钱，后来在南京又找到一份工作。

我开始思考以后该怎么生活的问题，不能在外面一直这么漂着。我和父母沟通，他们的想法是：第一，以后必须回去；第二，希望我攒点钱，买个三四十平方米的小房子。想着挣钱，我就在网上寻找周边城市的工作机会，后来就到了上海，进入现在这家公司。刚开始的时候工资很低，扣去社保和公积金，拿到手三千不到。前阵子和老板做了一个招投标，这个月开始有项目进来，一个月加起来能拿到 5 000 多元。我觉得日子一天比一天好，有时候还能给家里寄钱，这两个月给父母寄去了 4 000 多元。老板也对我挺好，我觉得原因主要是我比入狱前更踏实了，心稳了。我 90%

的时间放在工作上，不去想别的。去年春节前，老板给我两万年终奖。我想算了吧，只要一万。我老板很吃惊："我真没想到这社会上还有人不爱钱的！"我激动得给家里打电话，父亲还挺有趣："给你你就拿着，又不是你找他要的。"其实我心想，我能不爱钱吗？钱这个东西是好东西，多少人摸着钱进了监狱，我是从监狱里出来的，所以我不能这么贪。一万元奖金，我也挺知足了！

我是艾滋病病毒感染者，也是刑满释放人员。对于这些过往经历，我选择向老板隐瞒。工作方面，老板交代的任务我勤勤恳恳、滴水不漏地完成，从这一角度而言我是真诚的。道义方面，老板真心对待我，而我确实没有将心比心，对他有所保留。他虽然查不到我是艾滋病病毒感染者，但是可以查得到我的犯罪信息。平时我能不出差就不出差，因为身份证上有犯罪记录，在上海这样的国际大都市，我住宾馆随时有可能接受检查。有次我帮老板追踪公司物流信息，他安排一个曾经的战友与我同去北京出差。当时我很害怕自己的情况被老板知晓，在北京待了许多天，感觉很侥幸地躲过了这一劫。

我真的害怕失去这份工作。这一点我内心很纠结，也很无奈！设想一下我和老板说明情况，他肯定会疯了，有可能会对他的人生观产生冲击，他会思考："是不是我有问题？我怎么相信了这样一个人？"所以我只能更卖命地工作，证明他没有用错人。我非常珍惜现在这份工作，兢兢业业投入，老板是能观察到的。有时候我想，如果我跟随老板时间长了，十年二十年，慢慢地向他和盘托出，他有可能就从情感上不再惧怕了。不过即使老板能接受，其他同事也不一定能接受。所以我觉得这一点对现在的我来说无解。

未来与展望

问心无愧往前走

艾滋病感染不仅仅是医学上的难题，也是一个社会难题。我个人认为，在现代中国社会，可怕的并不是艾滋病病毒感染者本身，而是整个社会正在把艾滋病过度暗箱化，大家充耳不闻，视而不见，这样的缄默会导致一个不良后果。就我目前所知，我们这些从监狱里出来的人之中，绝大多数生活得并不如意。平心而论，如果我以前没有接受过高等教育，文化水平不高，又没有良好的自控能力；从监狱出来后，一无所有，家也回不去，那么我就有可能成为社会危险分子。或许今天不报复社会，但今后的生活在哪里？社会给我们的生存空间越小，我们越是压抑。这些对社会的不满，以及对歧视的怨恨终究会在某一天燃起复仇的火焰，将一切烧成灰烬。艾滋病病毒感染者脸上没有任何标志性印记，根本无法判断谁是感染者。以前不管是国际组织，还是一些发达国家都会在资金和政策等方面资助我们，现在我们国家HIV感染人数不断增加，外部力量已经不足以支撑中国的防艾事业，这个情况我们现在不得不面对了。作为一个亲身经历者，我觉得我们国家艾滋病防治政策和条例还有待完善。我们的艾滋病"防"和"治"是分家的：'防"在公共医学，公共医学无法承担医疗，导致现在艾滋病患者就医难；"治"在医院，它不会因为患者是HIV感染者直接拒诊，而是通过很多其他理由将其拒之门外。虽然我相信医生中也有很多好人，但这是一个制度性问题，医生个人的职业道德和职业操守并不能改变整个局势。我个人认为针对目前存在的一些社会问题，就像大禹治水，堵不如疏。我在监狱里度过一段时间，这一点体会比较深。

> 每个人的生命长度都不一样，如果我的生命长度是一百米，那么如何在这百米赛跑中战胜体内的病毒？我要预设一种最糟糕的情况，把所有可能会发生的问题都考虑进去。活到现在，最起码要活得像个人，最起码要理直气壮地在光天化日之下走路。以前自己做了错事，付出了代价，现在我一心想问心无愧地往前走。
>
> ——文重，2018

学校风波

基础信息

感染者（匿名）： 宝宝豪

感染者身份： 被公开

确 证 日 期 ： 2017年

确 证 途 径 ： 医院验血

确 证 状 况 ： （1）CD4数量：584 cell/μl；

（2）病毒载量：未知

现 在 状 况 ： （1）CD4数量：未知；

（2）病毒载量：未知

服 药 现 状 ： 1天1次；1次3粒

服药依从性： 良好

宝宝豪：我在2017年被确证感染了艾滋病。

确证就医

重逢，危险的甜蜜

2017年10月末，我被查出感染艾滋病，伴随而来的还有梅毒。[1]带来这场厄运的，是我在外地念书的男朋友。

在第一次意识到自己是"男同"后，我开始了解艾滋病这方面的知识。对于性安全还是蛮在意的，所以我心里想着有男朋友之后要定期去做检测。我和我男朋友在2016年2月相识、交往。记得大概在2016年7月的时候，我们俩已经在一起5个月了，感觉已经度过窗口期，有什么问题也应该可以检测出来。为了两人的安全考虑，我决定去青艾做一次唾液检测，结果没有问题！2017年年初，我动手术开刀，又做了一次检测，没有问题。2017年4月份的检测也没有问题，所以接下来我没再担心。大概到8月的时候，男朋友高考去了河北，我留在本地念书。

在他9月份去河北上学之前，七八月我们天天见面，也没有任何顾虑。一开始有使用安全套，后来就不用了，因为我觉得每次去超市买，很尴尬；其次携带起来也是一件挺麻烦的事情，又不能带回家，只能扔掉。这也是一种浪费吧！我还是学生，不希望把钱花在自己觉得不重要的东西上。暑假结束后，男朋友去了河北读书，整个9月我几乎每天都在忙碌中度过。

这样的日子在10月开始发生变化。月初男朋友从河北回来看我。俗话说："小别胜新婚。"我不知道这样形容是否合适。可不管怎么说，重逢之日，心中的喜悦与兴奋难以言表。我和他相识这么久，对他也非常信任。所以我们俩一如七八月那般，没有戴安全套。现在回想起来，感觉那时我把所有的一切都给他了，包括身体

---

① 梅毒是由梅毒螺旋体引起的一种慢性全身性疾病。梅毒与HIV感染之间存在协同关系，梅毒感染者感染HIV的风险是非感染者的4～5倍。男性同性恋人群的梅毒感染率较高。

和心，都坦坦荡荡、毫无顾忌地坦诚相待。

我与他发生性关系时，不经意瞥见他的阴茎上有一处溃疡。我问他："你这个有问题应该找医生看看。"他说："哦，这个好像是9月份长出来的，感觉差不多快好了吧！"我说："好吧，那就先这样吧！如果还是不好，你一定得去医院看看。"

大概到10月中旬，他在医院查出梅毒。我那段时间比较忙，原本打算二十几号再去看医生。可是21号，我开始发烧，持续了8天，我去了医院。我的诊断结果出来了：梅毒阳性，HIV阳性。

家庭、爱情

还是父母最好

在得知我初筛的结果后，学校在我明确反对的情况下，把结果告诉了我的父母："你儿子得了艾滋病，他是怎么染上的？"

医院初筛后，需要抽第二管血送往疾控中心。区疾控中心需要有10个工作日的确证时间。学校也懂得初筛是阳性，感染概率很大，于是就给我父母打电话，跟我妈说："你儿子得了艾滋病！我们建议他回家休息10天，等报告出来了以后再讨论对策。"我妈怀着忐忑的心情把我接回家。她不能接受这个事实，觉得我根本不会染上这种病。一直到周五出结果，我也不敢和我妈提这件事情。一开始，家里人完全无法接受，我妈听到这个消息后接连几天没日没夜地流眼泪。她对艾滋病不甚了解，只知道这是个治不好的绝症。她甚至不知道这种病有药可以治，通过吃药的话其实能控制得很好，就像服高血压的药一样！但是这一切她都不知道，她感觉自己快要崩溃了。因为我是独生子，得了这种病，以后肯定不能结婚。反正她是这么认为的！父亲只知道初筛，现在的情况他也不清楚。在家休息了一周后我就住回学校，周末回家，他们没和我多说什么，也没给我提出什么建议，只是让我多当心点。

那段时间比较残酷！被孤立，心痛，却无能为力！我自己一个人承受这些是可以，如果让我父母牵挂惦记的话，我真不知该如何面对了。目前父母还不知道我的男同性恋身份，他们不肯相信我会得这个病，可能也有这方面的原因。按照现在的情况来看，我还得继续瞒着他们，因为对于他们而言，等哪天这种疾病能够彻底治愈，也就无所谓了。所以我想，若要把一切向父母和盘托出，至少需要等到病情稳定下来，吃了三个月的药以后没有传染能力，CD4上去了，再和我父母说："你们看我现在是得了这个病，但是我现在积极接受治疗，也没什么大问题。医生说除了吃药之外，和正常人一模一样了。"那时候说出来父母可能会好接受一点。

或许是天意，校领导找我谈话那天正好是周四，如果我妈没来接我，我会觉得被这个世界完全抛弃了，情况可能更糟！所以说这个世界上还是父母最好！我打算今后把父母带到青艾，对艾滋病作更详细的了解。最起码得让他们知道：这个病虽然现在治不好，但可以控制。①发生这种事情，最难过的就是家人了。我觉得自己真的不要紧，按时服药就像正常人一样，还是挺想得开的。但一辈子很长，我还是希望以后不要被区别对待，因为这真的很伤人。

无套性行为≠真爱

记得当初我们刚刚在一起的时候，我就和他说："一起去做检测吧！你有的话，那不要紧。因为你有的话，那可能是你之前感染的，那是历史遗留问题，我不管。你跟我在一起，你就要安分一点，对吧？"

我也去做了检测。两个人在一起，我想，如果我已经感染了而对象未感染，那么我会提出分手；反之，如果他感染了而我未感染，我不会害怕，依然会和他在一起。如果说两个人异地是Open Relationship（开放式性关系），两个人都做好安全措施，我觉得就不算问题。但是我在上海洁身自好，他却背着我与其他人发生无保护性行为。我把一切都给了他，他给我这两个字"病毒"②。我和他

① 感染艾滋病病毒不会立即死亡，从艾滋病病毒感染者到艾滋病患者可能是数月乃至数年。潜伏期一般为7～10年，最长可达19年。在潜伏期内，积极寻求医学指导和治疗并保证营养，可以有效延缓发病。只要没有进入发病期，艾滋病病毒感染者能和正常人一样工作和生活。
② 梅毒由梅毒螺旋体引起，并非病毒。

提分手，他却死皮赖脸地说："既然我们俩都有这个病，反正你以后也没有人要了，要不咱们干脆凑合着过？"他说了这句话之后，我和他彻底分手了。

对"真爱"的主观看法会导致无套性行为。男女发生性行为时使用安全套的理由之一是避孕，男生和男生则没有这种可能性。一些人就认为：带套就感觉好像是不信任我，是不是嫌弃我啊？他们觉得戴套这种行为就好像是摸了一下，然后去洗手。其实很多情况下我们会相信彼此是真爱，然后理所当然地进行无套性行为。到了上床的时候，用下半身思考，理性就像脱去的外套一样被抛在一边。对于彼此相爱且信任的另一半，可能会放下心来进行无套性行为。

校园、同学

孤立、冰冷的戒备

和大多数人想象中不同，在我刚得知HIV初筛结果为阳性后，没有慌张。为什么呢？我之前已经了解了一些艾滋病方面的知识，知道合理用药，并加以控制后并不致死。然而，正是对这种病，尤其是它的传染能力了解不到位，我也被迫卷入了一场冷漠的风暴之中。

　　大家都知道艾滋病具有传染性，能通过血液、性接触和母婴传播。我不想让家里人知道，因为他们也不一定能够接受这个事实。对于同一屋檐下的室友，我想到平时大家喝水都很随便，例如，一个室友买一大瓶脉动，都是大伙儿一起喝，自己不带杯子。所以就有些担心，会创口或唾液传染吗？我把自己的情况告诉了他们，做出这个决定可能是为他人着想吧！因为自己已经感染，肯定不希望别人也感染。如果说我一开始知道唾液是不容易传染的话，我就不会告诉我室友，就不会有接下来那么多事情了。

　　我这三个室友，一个是大学新认识的，另外两个特别巧，是高中同班同学，到了大学居然分在同一宿舍。那个新认识的室友暂且称作A吧！他的反应最大。A觉得通过唾液可以传播，汗液也可以传播。所以一开始得知这个消息，他很害怕，于是不动声色地告诉了父母。他的父母更害怕，大惊失色问道："你有没有跟他接触啊？"接着打电话责问学校书记："你们学校怎么有个艾滋病病毒感染者？准备怎么处理？"他父母强烈要求我休学。A带着另外两个室友B和C，在吃晚饭的时候出去讨论："晚上住哪里？"他们已经害怕到这种程度了，好像通过空气就能传播一样。当晚他们三个都没有回宿舍住。第二天早上，学校领导找我谈话："你现在不是在发烧嘛，要不然就先回去休养一段时间？顺便等检测结果，第一时间告诉我们结果，我们再讨论怎么处理。如果是阴性，皆大欢喜，对大家都好；如果是阳性，就可能要休学一年。如果这个消息传出去，对你和学校的名誉都不好，对吧？"然后他继续劝说我："如果知道的人多，大家都人心惶惶，你被大家孤立，心里也不舒服。你本来就有艾滋病，万一到时候再得抑郁症怎么办呢？"他执意劝我休学一年，但我觉得休学也阻止不了消息的扩散。上一批同学还没有毕业离校，还是会继续传播出去。学弟、学妹会问："哎，学长，你怎么休学一年呀？"他们总能问出个所以然来。就算我不说，消息也会一传十十传百，最后全校人都知道：哦，原来他得了艾滋病！

周四谈话后，我把寝室里的东西默默清点一遍，回家休息了一周。每周三我固定去医院打三针青霉素。初筛的那个周三是第一次打针，第二次打完针我和学校说："我检测结果还没出来。我家住浦东，看病的地方却在嘉定，在学校附近。能先让我暂时住学校吗？"学校同意了，但是不让我上课。学校出面已经帮我向外教请了两周病假，等检测结果没问题再去上课。于是我在学校度过了一周百无聊赖的日子。记得很清楚，在家休息一周后我再次回到寝室，三个室友已经把房间都搬空了。A室友床上的蚊帐不要了，拖鞋不要了，被子也不要了，包括他的电吹风机。电吹风机是宿舍的违规电器，四个人一起用会跳闸，所以我们就合用一台吹风机。现在，我用过的电吹风机，他也扔掉了。回想那些朝夕相处、生活用品不分彼此的时光，真是让我无比寒心！至于他这种做法，我知道一方面是他缺乏艾滋病知识导致过度恐惧；另一方面可能因为我们才认识不久，他对我了解也不够深入。媒体经常报道艾滋病病毒感染者报复社会这一类的负面新闻，可能他想当然地认为得了艾滋病就会报复社会。如果他了解我，他就会知道我不是这种人。但是他不了解我，他就会害怕，害怕我故意传染给他，或者说他认为我就是那种要报复社会的人，诸如此类。他的这种做法，平心而论，站在他的角度我觉得无可厚非；但站在我的角度，哪怕是多考虑一丁点、多顾及一丁点我的感受，我就不会那么难受了。总之那几天我过得很艰辛，都不知道自己是怎么挺过来的。我一个人住四人间，睡觉不敢关灯，害怕万籁俱静那一刹那的清冷漆黑。

让我心寒的还有校方，几乎没有任何作为。拖延，一再地拖延！一再强调等我二次筛查结果出来再作决定。我觉得校方可能有两套方案：一套是检查结果没有问题，恢复正常上课；若有问题的话，学校可能就实行另一套方案了。不然校方也不会非得把结点卡在出结果的时候。另外，在初筛结果出来以后，校方说会帮我封锁消息，但其实没有任何作为。也不曾找过我的室友单独谈话，没有做好他们的工作："你们不要说出去，不管他现在情况如何，这只是个初筛，还没有确证，不应该把这个结果说出去。"我那三个室友，他们周三一知道我的初筛结果，当天就去嘉定那边的医院也做了初筛和梅毒抗体的测试。这个测试照理说是两天出结果，但他们根本没等两天就去和女朋友说了："我室友得了艾滋病，我怕自己也有。如果自己有的话会传染给你。"三个室友已经变相透露了我的情况。

再说，对外一直说我是休学两周，却住宿舍里面。女生们不知情，她们只知道我没去上课，她们就问我生了什么病。但男生不一样，因为男生会在宿舍里看到我。"为什么你来了学校还不上课？逃课，或者是得什么病？"他们再结合，我来学校不上课，学校领导找我谈话，三个室友都搬走了，特别是他们三个不是分散在其他寝室，而是一起搬走。那男生们就会怀疑了！校方的处理方式并不人性化，如果说真要换寝室，也要考虑我的隐私，用更妥帖的办法。例如，对方宣称室友与我不合，把他们三人分在不同寝室。把他们三个放一块儿，其他寝室同学问我："你是不是得了什么传染病？"但如果我不来学校，这个事更难压下去。那时检测结果还没出来，但是消息已经传播出去，校方完全没有兑现自己的承诺。这段时间既没有为我提供其他方面的支持，也没有努力地、科学地呈现艾滋病的真实情况，照顾好大家的情绪。或者说只是安抚一方，而选择放弃我。我同学在去找辅导员的时候，已经看到辅导员桌上放的休学单，上面有我的名字，校方已经准备好让我休学了。然后我告诉辅导员："我二次筛查的结果是阴性。"这才打消了他的念头，说结果正常就不会让我休学，还让我把之前遗漏的作业补完。总之态度强硬，我完全没有选择的余地，照理说休学应该考虑学生意愿。

现在得到的这些回应，让我反而不得不保守地对待这件事。目前面临的社会环境对于一个感染艾滋病的学生而言，的确有很负面的影响。实际上校方对艾滋病认识也不足，在得知我的情况后也立刻陷入了一种恐慌之中。校方跟我说："如果得病的话，吃药都是你自己的事情。"但又觉得我应该承受不了，一方面是经济上的，一方面是心理上的，讲得含含糊糊、吞吞吐吐。我和校方说："经济方面不用担心，因为药是免费的。既然学校方面不知道我在想什么，那就更不需要学校担心了。"社会上总是宣传不能歧视艾滋病病毒感染者，包括一些公益广告，都是这么说。但是，有本书说："不歧视的方法就是把他们当成平常人看。"我觉得校方并没有做到不歧视！首先，我周三出结果，校方得知后第二天就在讨论是否隔离我。其次，隔一周就举办了一场关于艾滋病的讲座。最后，校方知道我可能会得艾滋病，立即采取措施：一方面让我回去，另一方面把室友都搬走了，让我一个人住四人间，考虑过我的感受吗？根本没有。校方在处理这些问题时，完全没有把我当成平常人看，而是一个冷冰冰的案例，没有一点点人情味，更关键的是他们根本就不认为这样的处理方式有什么问题，反而觉得自己处理得当。

如果校方非要让我休学，我会坚决捍卫自己的权利。我有理解我、愿意帮助我的同学。我知道自己处于弱势方，如果要写请愿书，肯定还是会有很多人签字。但我跟校方闹到这种地步并不划算，一方面等于被迫更加公开自身的情况，知道我感染者身份的人更多，影响不利；另一方面学校里不怕这个病的人有，但肯定不是全部，也会有害怕的人。

在流言刚传出去的时候，有一天，我从学校附近医院打青霉素回来，去宿舍的路上碰到三位同学。他们问："你怎么没来上课呀？"我说："我肺不舒服，可能要在学校养一段时间。在家太无聊了，我就来学校养病，病好了再去上课。"有一个同学知道实情，他问："你是不是得艾滋病了？"另外两个人说："得了艾滋病，凭什么不让你上学啊？"总之，不了解艾滋病的人害怕我，真正了解的人会理解我。不了解的人会问："你是不是得艾滋病了？"了解我的人会说："得了艾滋病为什么不能来学校？得了艾滋病怎么就不能上学了？艾滋病又不会传染给我。"

无论如何身边还是有始终支持我的朋友和同学，虽然他们没和我住在一起，但还是给了我坚持下去的勇气。我也不愿意告诉普通同学，只会跟关系特别好的人说。除了我室友以外，还有一位女生、两位男生和我共用过水杯，就只有那三个人知道我的情况。其中一个男生之前和我一起办了洗衣房的卡。我很怕梅毒传染给他，他倒是不怎么介意，我们还是会像以前一样，一起洗衣服。他们知道不会传染给自己，再加上都了解我的为人，没有太大反应。不过，我们肯定还是会有一点隔阂。怎么说都会有一点！我自己也会收敛，其实心里有数，不可能再像以前那么亲密了。

经历过这一切，的确会让人内心更强大。这种事情我都经历过，将来还有什么过不去的坎儿呢？但是如果没有发生这么多事情的话，还是感觉当一个正常人最好了。我真感染了艾滋，肯定还是会因为旁人的冷漠而心里难过，希望学校老师、同学不要再如临大敌那般对我高度戒备。

关怀，我的权利

我最早接触青艾是通过 Blued 软件，后来是通过青艾检测公众号。之前我在 Blued 预约过青艾的检测，检测完之后，工作人员让我关注公众号，可以了解更多的信息。再后来认识了一位学长，他在青艾做志愿者，平时有什么问题我会向他咨询，是他帮我转介给青艾的专业工作人员。

近期学校发生这些事情后，我想到青艾的那位学长，想向他咨询目前这种情况应该怎么办。他让我来青艾详细咨询，请青艾帮我介入学校的事务。接着我就来到了青艾，向他们表达了我的诉求：第一，不想休学，希望学校能帮我封锁消息；第二，帮助我解决后续的麻烦，不要让家人和同学知道，能像往常一样上课。我说："我现在不希望学校知道，也不希望任何人知道，只希望自己一个人知道。"青艾的工作人员答应帮我介入。总之，从我去咨询开始，青艾的工作人员一直很用心在帮我。我很感动，终于有人站在我这边了，不像学校那么冷漠！

记得我去做初筛检测的时候只有十九岁，估计是录入年龄最小①

① 中国疾控中心数据显示，2017 年 4 ~ 6 月，15 岁以下 HIV 感染者 178 例，艾滋病病人 44 例。多地青年学生艾滋病病例增多。

的吧！想想今后的生活，最纠结的是谈恋爱，也是我最关心的一点。虽然坚持服药三个月就不具有传染能力了，但是艾滋病病毒感染者的身份还是会吓到很多人。自己该说呢，还是不该说呢？说了，把对方吓跑，自己也会难过，不说的话，对另一半不负责任。不说也不好，说了也不好！我感到以后找对象会特别困难，但我真的不想孤苦伶仃一个人。其次就是交朋友，当我觉得自己和普通人没什么区别的时候，实际上其他人并不这么看。来自社会的歧视和偏见不会随着我心态的好转而消散。既然流言已经传出去，如果我再说自己是阴性就显得欲盖弥彰，很做作。但是和他们坦白自己是阳性等于直接把人吓跑。我会比以前更加收敛一点。如果被人知道的话，我想，若是愿意跟我做朋友的话我自然欢迎，不愿意的话也强求不来。

最后，我想告诫其他刚刚感染上艾滋病的学生朋友们：如果让我重新选择，我一定是自己等结果，不会告诉任何人。等到病情稳定下来之后，没有传染力了，然后再适当地告诉一些特别铁的同学，尽量不要告诉一些不太应该相信的人。

未来与展望

U=U

我是1997年出生的，从小学到大学都在上海，即便如此，我也没有在课堂上接触过系统的性教育。记得在初中上的心理课，老师说到"性"会脸红。从小普及坚持安全性行为的观念，家长会觉得学校不务正业。进入大学以后，也只有参加艾滋病讲座才能了解到性方面的知识。但大学的讲座都在大礼堂里，不可能要求全体师生参加。这类讲座本身就少，听众也少之又少，所能传播的范围非常有限。

家人了解艾滋病全靠电视新闻。而媒体有一个通病：以吸引人眼球为中心，有时候甚至不考虑报道带来的负面影响。比如，近年来某些新闻在报道艾滋病这方面的内容，往往把样本基数不同的前提统统忽略掉，只报道绝对数字。我觉得，如果要向公众宣传，还是要强调构成感染这个量。即使不提定量，也要告诉公众每一种传播途径的感染概率。

"U=U"（Undetectable=Untransmittable）[1]是目前世界上最新的抗病毒治疗理念。如果一名感染者的抗病毒治疗是成功的，体内病毒载量会维持在极低的水平，而不具有传染性。[2]

---

[1] U＝U（病毒学持续检测不到＝不具有传染性），指每天按处方服用抗反转录病毒药物，病毒载量保持在检测不到的患者，基本上没有将病毒通过性传播给HIV阴性伴侣的风险。2018年10月，北京大学医学部教授张福杰首次公开讲此理念。

[2] 成功的抗病毒治疗可以使病毒载量在治疗3～6个月内降低到检测不到水平。因此在治疗后6个月内检测病毒载量，可以知道抗病毒治疗的效果。

因为安全套太贵？

不是，路上有提供免费的计生用品。

是因为戴上安全套完全没有感觉？

不是，脚上穿这么多的袜子照样有感觉。

是因为买安全套很尴尬？

不是，它放在酒店自己去取一点也不尴尬。

是我们对"真爱"的主观看法导致了无套

性行为，给了艾滋病病毒传播的机会。

——宝宝豪，2018

纠结，矛盾

基础信息

感染者（匿名）： 桃姐

感染者身份： 未公开

确 证 日 期 ： 1997年

确 证 途 径 ： 新加坡劳工体检

确 证 状 况 ： （1）CD4数量≥500 cell/μl；

（2）病毒载量：未知

现 在 状 况 ： （1）CD4数量≥300 cell/μl；

（2）病毒载量≤40 copies/ml

服 药 现 状 ： 1天2次，1次3粒

服 药 依 从 性 ： 良好

桃姐：我在1997年于新加坡被确证感染了艾滋病。

确证就医

劳工检出

当时有家主营计算机硬件的新加坡公司来上海招人，我算是劳务输出，去了新加坡工作。去之前，我没想过会感染艾滋病这个问题，也只能说是"中奖"了吧！

在新加坡工作的第二年，我突然生病，感冒、发烧非常厉害，一直没好，就去看医生，在医院住了一段时间。刚开始，我住在普通医院里，后来医生怎么查都查不出原因，就把我转去传染病医院，可是传染病医院也没有查出来是什么病因。因为那时候新加坡医院并不查艾滋病病毒。

作为劳工，我们每半年要做一次体检，包括血液检测。我就等到体检的时候去做血液检测。这次，体检医生发现我的血液有问题。第一次查出来血液有问题后，医生并没有直接告诉我，而是让我又去验了一次血。第二次我被确证感染了艾滋病病毒。

医生告诉我的时候，我们都非常吃惊。因为20多年前，这个病在新加坡、中国都非常罕见，医生也非常害怕。医生在告诉我之前，让我吃镇静药，他说："你先把药吃了，我再告诉你发生什么事情了！"我坚决不肯，我说："有什么事情告诉我！我是成年人。"那时候我已经37岁了。医生见我坚持不肯吃药，没有办法，就告诉了我病情。我当时完全没办法相信，我说："这不可能。"这种事情感觉好像非常遥远，然而现在却发生了！我完全没办法接受！但是检测结果放在那，肯定是真的了！

回到上海后，我直接去了市公卫中心，那时候还叫防疫站，接触到了最有权威的康医生和宣医生。当时，国内艾滋病病毒感染者非常少，全国总共就只有二十几个人吧！我就是其中之一。这个病的死亡率非常高，所以我非常害怕！得了这个病就等于死！我回来的时候，就在想："我大概只能活两三年就应该死了。"但没想到我现在还活着，日子还算过得去吧！我能正常生活，而且生活质量还算高。虽然服药后副作用非常大，但我至少还能像正常人一样生活，还算是比较幸运的，这样已经将近20年了。

过敏，副作用

我从开始吃药副作用就非常大。我服用的是二线药①克力芝，一线药我都不能吃，因为我过敏非常严重，我是特例。1995年有免费药了，几组药服用下来，我的药物反应都非常大。我最大的问题就在于一吃药就过敏，这些药就都不能服用。就算是二线药克力芝，我也是在坚持吊针一个多月的情况下，才勉强克服。这个药的一个明显副作用就是脂肪转移。我现在的体型看上去有点奇怪。我上身很胖，下身很瘦。以前我是下身很胖，腿粗，上身不胖；现在是反过来的，腿部脂肪都转移到上身腰腹部处。这个药会导致全部脂肪转移到肚子，或者头颈后面。另一个副作用就是一吃药就导致血脂飙升，容易引起高血压，有心梗脑梗的风险。所以现在必须另外服用降血压和降血脂的药。其他抗病毒药物的副作用是导致肾脏或肝脏疾病。所以我现在最担心的就是这个药物副作

---

① 二线药是当一线药物治疗失败时候使用的。它们并不比一线药物更好，有些副作用还可能更大，服用可能会更不方便。HIV的治疗应当是个体化和因人而异的。目前政府已经免费为HIV感染者提供一线抗病毒药物，包括拉米夫定、齐多夫定、司他夫定、依非韦伦、奈韦拉平。

用的问题。

当然有比这个药效更好的三线药。但是，在二线药物没有引起耐药①的前提下，我能不换药就尽量不换。我不换药的原因有两个：一是服用新药不知道会有什么新的副作用，另一个是后面没有替代药了。现在三线药多是进口药，种类也比较多，但是免费的比较少。如果我换三线药，全部自费，一个月要2 000多元。这我无法承受！我现在退休了，主要依靠退休工资，绝对没有办法担负这笔费用。所以我非常慎重地选择三线药。当然我知道三线药的副作用更少，效果更好，但我现在没办法，所以我只能再坚持！何况很多人还在坚持一线药，那个副作用更大！大家都很无奈！不过总的来说，我们比患癌症，像白血病这样的病人生存期限要长。对我们来说也算是一种幸运，还算不错了！就这样坚持着吧，坚持到三线药变成二线药，有更好的四线药！这是我们的一种期待！

我们艾滋病病毒感染者服药时间比较苛刻，不过只要能坚持，问题也不大。我是一天早晚两次服药，必须在12小时内服用。我们有时候忙起来会忘记！可是这一定要记住。这个用药依从性很重要，每天12个小时或者24个小时一定要吃药，像高血压病人一

① 良好的药物依从性能够防止耐药发生。耐药是指病毒通过突变，产生对特定抗病毒药物的抗性。耐药发生后，治疗方案中的一个或多个药物的治疗效果会减弱，治疗选择就减少，带有耐药突变的病毒会传播给他人。

样，时间绝对不能拖，几点钟到几点钟，药物的浓度随着时间消减后，会引起耐药性。所以对我们所有的感染者来说，这一点要非常当心！

我很少漏服①，我每天早晚两次闹铃。但是，这对上班的人来说压力比较大。每天都闹铃，闹铃一响就要去茶水间，同事会觉得很奇怪。对我这样在家休息的问题不大，我会稍微注意点，不要引起不知情的儿子疑惑。还有些人是一天一次，他们问题就小很多。

服药后，我基本很少生病。从1997年到2008年，感染的时间久了，我免疫力开始降低。那段时间比较容易生病，表面上看不出来，也没生过什么大病，只得了两次疱疹，第一次比较严重，第二次就轻多了，我就是明显感觉到人越来越虚弱，人很累，路也走不动。

其实2005年，我就已经开始服药了。可是我的药物副作用太厉害，有一次用药过敏导致了肝脏损伤，在医院住了两星期。住院后，医生让我换药，我害怕地说："再这样下去我会死的！我想暂时停药！不吃药了！"停药后，我整整三年没有服药。三年后我的CD4降到只有30多个。公卫医生和我说："无论如何你都要服药了！你再不服药，以后CD4恢复起来很慢。"几个医生和我谈话

---

① 漏服药物使得HIV得以复制，从而就有可能产生耐药突变。突变在HIV病毒复制的过程中发生。

后，他们也怕我肝脏再损伤危及性命，就让我住院服药。他们很负责，一直在旁边观察。我服药后马上就有过敏症状。他们就给我用激素，整整1个月！我开始慢慢适服了，慢慢消除了过敏症状。到现在9年了！虽然还会有各种副作用，也还算正常。随着科技不断进步，艾滋病药物的副作用越来越小，我们生存概率越来越高了。

目前我主要靠自己养生，平时养生和普通人一样。我这个人比较懒惰，最多就走走路，很少做运动。我们这个病没什么特别的东西可以吃，最重要的就是定时服药。我觉得服药非常重要，还有就是管理好我服药的副作用。我能像普通人一样就很不错了！

防疫站

刚开始的时候，我不知道要怎么过下去。公卫那时候还是防疫站，医生给了我很大支持。她说："没什么大问题的！你正常地过日子，不要多想。"当时，药也没有，大家很恐惧这个病，只有防疫站的医生不害怕。他们告诉我："你们和普通人没有什么大的区别！"其他地方根本就不能说，包括我去看病，都觉得非常害怕。在防疫站的时候，我半年左右检查一次CD4，一年检查一次病毒载量。当时是刚感染没多久，除了感冒比较严重之外，没有什么症状，就像普通人一样。我CD4目前还蛮高的，有500多。

回国后，我直接就去公卫中心，说："我有问题。"我是自愿去的，不像其他感染者可能不理解这一点，觉得很害怕。我觉得这没什么可以害怕，生病就应该去找一个地方，至少可以得到一些帮助，医院不敢去，防疫部门是最应该去的。国外的传染病机构也这样建议，让我回国后直接去疾病控制中心。他们说："回国后你可以找当地的公卫中心再确认一下。"我一回来就去找他们确认了，我确实感染了。那么怎么办呢？我只能通过他们来获得帮助，例如户口。出国时要销户，回来后我连户口都没法办，没有防疫站（公卫中心）证明户口，就没有办法重新登记。大概有一两年我都属于"黑户"，就是没有办法办理户口，后来是公卫中心出面帮我协调，和相关工作者说了我的情况，在保密的情况下帮我办理成功。

就医，矛盾

我每三个月检查一次，需要预约。如果期间没有生什么大病的话，三个月做一次全身检查，每年有四次。我明天就要去医院检查肝功能和肾功能，检查一下副作用有没有变严重。

以前做手术不查艾滋病病毒，现在医院都要检查。这应该说是一件好事！但是，不要看社会上这么多医院，查出来之后，医生就会和我们说："你到指定的医院去看吧！"这就是一种歧视！在我经历的这20年没有改变，目前还是这个样子。

现在就医方面的信息很多，又很不确定。比如，现在医保卡都是联网的，我不知道医院能看到我们医保卡上的什么信息。像我们这样的人去看病，医生看得到我们感染的信息吗？又比如，有些人说要去盖章，可是我知道好像是重大病需要盖章，那我们的病算列入大病了吗？我去问过，好像并没有说我们这个病已经列入大病医保范围。目前也没人通知我去盖章。①

我觉得我对医保信息很不了解，觉得这一块很不透明。现在我们担心的是，我们感染的信息被社区知道了。虽然社区医生都非常负责，他们也有一套非常严格的保密制度。可问题是，我们的药并不在社区拿，管理却属于社区。知道的人越多，我们的信息就容易流出去。现在是互联网时代了。虽然，我们每三个月去公卫检查，有另外一个就诊本，和我们现在去普通医院看病的医保本完全不一样。但现在进入社区了，我们去普通医院检查，医生有没有权利看我们后面的信息？全都联网了，我们的资料都可以调出来用吗？包括CT什么都可以吗？我们都不知道，也没有人愿意告诉我们。

这些我们非常担心！如果人人都可以看得到的话，这个问题就很严重了。或者说应该是只有定点医院能看到，或者不同的人能看到不同的程度？可是这又非常矛盾！政策上想不再把艾滋病特殊

① 上海正在探索新的治疗措施。

化，作为一种普通的疾病来治疗，可是实际上又涉及一些社会观念问题。一旦真的变成普通病的话，大家都知道了，反而又是一种信息泄露。

所以，对我们来说其实我们很矛盾！让我们去普通医院看病，我们是公开感染者身份还是不公开呢？如果医生看到我们后面的资料不愿意治疗下去了，那我们去哪里治疗呢？如果信息互联互通，那我们就没有隐私可言！

我们很难去解决这个问题，非常难！我们根本无法接触到这个系统，他们又不给我们一个明确的答复——到底怎样管理我们这样的病人？例如，现在建议我们小病去普通医院就诊，大病再去大医院。可是，大病如果需要做手术，又需要外聘专家过来，这就要看专家医生愿不愿做手术了。这个问题怎么解决？所以，对我而言，到底是希望被普通对待还是被区别对待，我还真不好说！

现在公卫中心病人数量多，每个区那么多病人，工作人员管理不过来，所以，现在都下放到社区医院。由社区医院的指定医生来管理我们这些病人。然而，从我的角度看，他们除了知道我们的信息和帮助换证（定点医院医疗证）之外，其他什么也不做。他们既不配药，也不治疗，就连定期检查也没有。当然，社区医院有比较严格的管理制度，医生知道我是谁，可能小范围必要的人会知道，其他人并不知情。一旦信息外泄，我可以起诉他们。除此之外，社区医院和我根本没有关系。我说："这个管理制度我是看不懂！既然管理就应该真正管理到位，有'一条龙'的治疗服务和管理。"所以，我不明白公卫中心为什么要这么做？我感觉就是公卫中心医生数量不够，只能下放病人到社区。

作为老病人，从开始到现在，我们依然还是看不懂，既没办法解决，也没能力解决。我们一直在呼吁，但是没有用。虽然他们同属医疗部门，但属于两个系统，一个是疾控中心，一个是公卫中心。① 现在医院系统把我们作为病人划出去探索社区医院管理。我们不知道两个部门是怎样沟通的，反正我觉得两个部门管理内容不同，一个是管理病史信息，一个是管理治疗和药物。

我和公卫中心、疾控中心都沟通过，例如，多开放一些像瑞金、华山这样的大医院接受定点治疗，不过我也没有看到什么实质性的进展，最后都是不了了之，还是只有金山那边的医院。呼吁了这么多年，现在我也呼吁不动了，这就是一件不可能的事情，也就这样了，北京也和上海一样。

---

① 上海市疾病预防控制中心（简称疾控中心）是实施上海市政府卫生防病职能的公共卫生核心专业机构，集疾病预防控制与应急、监测检验与评价、应用科研与指导、技术管理与服务、综合防治与健康促进为一体，旨在预防和控制危险因素、疾病、伤害和失能，提高全人群健康水平和生命质量。上海市公共卫生临床中心（简称公卫中心）是一家具有百年历史的三级甲等医院，又名复旦大学附属公共卫生临床中心、复旦大学附属中山医院南院。

家庭、亲情

稀里糊涂过日子，老公，歧视

回来还是要继续生活。

最初的一年，我的日子过得稀里糊涂。这段时间持续了一年左右，我也不知道是怎么过的，人很懵。老公给了我很大的支持。当时我让他选择，我说："你自己选择，是想跟我离婚，还是想跟我继续过日子？"我把所有的事情都告诉了他。他选择不离婚。

他对我非常好，一直不离不弃。所以，我觉得我能遇到他还是比较幸运的。他和我儿子都没有被感染。所以我们还像正常人一样生活，东西从来都不分开。一开始就不分开，因为我也不知道怎么分，没办法分。怎么分呢？平时要一起吃饭，怎么分呢？医生也告诉我，只要每月把例假弄干净，防止出血，性生活使用安全套，其他就没什么问题了。我就按照这几点来做，所以家里吃饭什么都不分，到目前为止都没分过，也没有出现任何问题。所以我还是觉得比较安全，他们说的都比较专业，我只要照做就可以了。像现在社会上的那种恐惧，其实我觉得是一种误导。这个病现在国内比国外严重。而且与当初不同，现在一些发达国家对待这个病就像是日常传染病一样对待。他们并不区别对待就医，只有在做手术的时候，告知他让他做好防护工作就可以了。因为除了那几种传染途径，其他途径并不会传染。所以在国外，社会大众并不害怕，现在反而是国内，这个问题非常严重，觉得是不能公开且很吓人的病。

说到这个病，社会大众可能首先觉得是这个人有问题。例如，因输血而感染艾滋病的人其实是受害者，但是很多人对他们持歧视的态度。什么时候能改善？这个问题需要政府各个部门和社会上的志愿者多做宣传，平等看待我们就可以了。像艾滋病病毒感染者有什么问题呢？其实我们跟一般的病人没有任何区别，我们的生活质量还是比较高的，国家对我们非常关心。2000年开始，只要有点帮助的药，国家就会提供给我们，而且不收任何费用。到现在，我们国家提供自主研发的免费药，目前还是比较幸运的，因为国家有很多政策支持我们，看病、吃药都有保障。

儿子，纠结

我因感染回国的时候，儿子已经六岁了。我老公都没有感染，儿子怎么会感染呢？所以我们对儿子一直保密到现在，他完全不知道。只要不是我病到很严重的程度，就不会告诉他。以前生病，孩子还小，那时候还可以瞒，我只和他说我去外地了。家里人知道，也不会和他说。但现在就有点难度了，生病了的话就比较麻烦，因为孩子也大了。不过以后我们可能要面对这个问题，但是目前我们还是不会告诉他。因为我怕增加他的压力，毕竟他现在还不是很大，很多事还是处在一个不知道的状态下比较好。所以我们还是选择保密，现在肯定不会告诉他。

能瞒多久，主要还是看我的生命周期有多长。但是这肯定是个问题。小病问题不大，大病住院就不能不让家里知道了。我不说，儿子也会问："什么病啊？"他要来看，那么我怎么办呢？我们只能在定点医院治疗，其他医院不行。如果其他医院一样有保密措施，我们就可以在普通医院治疗，这就不是问题了。

我完全无法想象我儿子知道后会做出怎样的反应，我想了很多版本都没用。所以这个问题一定要到迫不得已的时候，我才会想办法处理，但是这个处理的方法可能并不能让我满意。当然我也想满意，但是比较困难，很多人都遇到类似的情况。我们现在对这个事情都很敏感，虽然想过很多次，但我不知道该怎么说，所以先暂时不想，因为这个会影响我的心情。

我觉得我儿子本身问题还不大，最难、最麻烦的是他有家庭了，他的另一半会怎么想？今后要怎么处理这个关系？女方的家庭会怎么处理这个问题？这是我现在最不愿意面对的。以前孩子小，问题还不大。现在孩子慢慢长大了，自从他谈恋爱后，我就不知道该怎么处理他结婚之后的事了。我想我们只能走一步看一步了！这个我真没办法，这个问题真的让我们觉得很矛盾。

包括给他带孩子，按照我的想法是应该可以带的，没问题。

这是在他们不知道的情况下，但就是怕以后他们知道了怎么办？我知道有的家庭知道了以后能够接受，也有家庭不能接受。这个问题我们现在都不好说，要看今后他们怎么看我们。其实我帮着带孩子并不是什么问题，但是这事我说了不算，要看他们能不能够接受。如果他们愿意让我带，我是没问题。我肯定会先要求不带，但最后还是要媳妇同意才行。如果这样要求，她觉得是我们对她不好，那怎么办？所以这个问题我现在都不敢面对，很头疼！

这种事不是每个人都能接受的。一旦儿媳妇知道了，不能接受，就直接造成离婚，等于说是拆家了。可是这也没有办法！所以我们现在不愿意谈这个问题。因为我不知道后面的风险到底多大，我不会轻易开口，除非万不得已。而且万不得已之后还有一个更大的风险，这事会改变他今后的人生。

这个问题就只能到那个时候再说了。就像我回来的时候，我和我老公说："你是愿意继续跟我在一起，还是选择离婚？"我是让他选择的。有的夫妻因这个病就离婚了。我还比较幸运。所以怎么说呢？每个人的情况都不一样，我现在都无法想象、无法预测、没办法说，很多事要到了实际发生时才会知道。

父母，亲戚

告诉谁？我觉得可以说的人我才会说，不可以说的人是绝对不说。家里只有极少部分我的至亲知道，是我告诉他们的，包括我父母和我这边的亲阿姨兄弟姐妹，我老公那边的亲戚并不知道。刚开始的时候，有些亲戚会比较反感和害怕，不过现在看我还不错，他们已经不害怕了。

除了他们，只有一个非常亲密的闺蜜知道，其他人都不知道。闺蜜是我以前的同事，从进技校到现在，30多年了，跟我一直非常要好。她之前也在新加坡工作，后来我把自己的病情告诉了她。她能够理解，因为我们是好姐妹嘛！发达国家的人对这个病非常清楚，根本就不会害怕，包括她老公也知道。她经常回来，邀请我们出去吃饭。有时候会来我家吃饭，我经常做饭给他们吃。他们并没有表现得很奇怪，我们跟他们相处没有压力。因为他们都懂，无所谓！他们不会因为这个问题，会看到我像躲瘟神一样。

除了她，没有其他朋友知道，因为这个圈子比较小，不能什么人都告诉。朋友要懂这方面知识，不能告诉不懂的人。

我朋友也不多。回国后，以前单位的朋友基本上都分开了，也都不联系。朋友圈子比较小，像我们这种病能不公开就不公开。在国内，我不能保证他们不害怕，所以我不能告诉其他人。因为每个人的想法都不一样。很多人虽然是好朋友，但可能因为这个病，就不再交往了。像我闺蜜这样交心的朋友很少，有她一个我就觉得很欣慰了。

工作、同事

好像还没有到要死的程度

我们公司知道检测结果后也非常惊讶。因为我们在国外工作，其他人都没有发生过这样的事情。当时的感觉就像是我做了什么亏心事一样。20年前和现在完全不一样。感染了能怎么办呢？新加坡规定，劳工被查出有艾滋病感染必须回国。公司给了我一笔补偿，就让我回国了。所以，我只能面对这个事实。我不知道自己是怎么回来的，整个人都是迷迷糊糊的。

那时候国内很少有这个病，人家听了都很害怕，都认为是生活不检点，或者说肯定是有什么问题，否则怎么会生病呢？我觉得像我这样很传统、很正常的普通人，从来没有什么糜烂的生活，或者像外国人那样生活开放过。怎么会得这个病的呢？我自己也想不通！那怎么办呢？得了病，总得活下去啊！

过了一段时间，我觉得好像还没有到要死的程度。那怎么办呢？只能过下去。那过下去干什么呢？只能自己另外找工作。后来就开始找工作，开店做做小生意。后来店面动迁，我就只能再找工作，工作又找了好几年……反正各种各样的事情都做过了。上了一段时间的班，到了可以退休的年龄，像我这样的人都可以病退，就退休了，现在在家里混混日子。

我工作中用到过健康证。不过健康证并不查艾滋病感染。如果检查，肯定没人敢去上班了。规定不可以查，包括现在乙肝阳性都不可以查，所以现在不查这两样，工作没有什么大问题。

工作中遇到献血，一般要求自愿，我一方面年龄大，另一方面我知道自己的病情，更不会主动提出献血了。就算轮到我，我也肯定会找很多理由拒绝。

所以，后来的工作单位都是不知道的，在国内绝对不能让任何人知道，即便是我儿子。

社交活动

作为老病友，区疾控中心组织的活动我都会参加，这对我和其他病友的帮助非常大。我们病友一般几个月就会有一次聚会，从2005年区公卫中心成立至今，坚持组织活动也是很不容易啊！活动把分散的感染者组织了起来，自从区疾控中心第一次告诉我有活动之后，我就一直参加到现在，10年都不止！除非生病，没什么大事我基本上都参加了。我们感染者聚在一起聊聊天，相互交流各自情况，放松心情。有些不能在家里说的话，或者有些不能说的事，我们感染者之间可以互相沟通。这是非常好的机会，让我们可以放松，可以彼此多些交流。我们看到老病人或者新病人，我们也会互相安慰，这个也比较有用。区疾控中心还会请一些专业的医生做讲座，指导我们用药、普及疾病知识、进行心理疏导和专家医生面对面沟通等。这些对我们来说非常重要。其他区的疾控中心根本就不管，也从来不会来一个电话，我觉得能做到现在这样已经非常好了！我们非常愿意参加这样的活动。像我们这样的感染者，平时根本不认识，也不知道其他人是什么样子，社会上对这一块儿的报道非常少。我们平时要沟通，除了几个认识的老病友之外，其余的新病友我们都没有办法认识，也不知道他们彼此怎么交流，所以对我而言区疾控中心给我们提供了一个平台。非常好！

活动基本在室内，以前有基金会资助，偶尔也会出去玩，但现在比较少了。而且，现在整体而言，活动也比以前少了，我们区是少数几个还在坚持组织活动的。

当然，活动中认识的都是病友，算不上朋友。我认为朋友是要到一定的程度才能成为朋友。这些感染者都是病友，我们相互依靠、相互扶持：有事了来个电话，我能告诉他们的，他们会来问我；我有什么问题，也会问问他们；他们心情不好就会给我打电话，我就安慰安慰他们。

我们都是活动碰到了、见面了聊聊，有时候在微信上聊聊。除非其他感染者特别要求，或者心情不好，我们很少自发见面、吃饭和说感染的事。以前有个年轻的感染者，她也不敢去看医生。我认识她以后，就约她出来聊聊，带她就诊，告诉她服药的作用……后来就开始服药了。总的来说这种情况非常少。

只有医生找我，而且医生已经事先和我打过招呼，我才会主动联系。

就算是感染者，也需要他们主动联系我。这个圈子里无缘无故的人，我是绝对不会接触的。因为像我这样的人，万一被别人知道隐私的话，我是绝对没有办法保证自身安全的。所以除非是认识的人介绍，我才会出去。不认识的人，我绝对不会见面聊天。

超越病友界限的朋友不多，或者说在我这里没有，他们只是我的病友，最多算是普通朋友吧！因为如果不是病友的话，我们就不会认识。我们是因为这个病，一下子拉近了彼此的距离，和我们自己认识的其他朋友完全是不同原因。

未来与展望

只是一种慢性病而已

也许现在年轻人对这个病的接受程度会高一点。但是大部分人，除非是非常亲近的人，第一反应还是非常排斥！他／她认为感染这个病就是人品问题，然而事实可能并非如此。这只是一种病，而不是生了这种病就是犯罪了，就是生活不检点了！这与艾滋病刚发现时的死亡率有关，当时一旦得这个病就会死。如果这个病不会导致高死亡率，也许就不是问题了。就像感冒一样，它不会导致死，人们还会害怕吗？每个人都会感冒，人人都会感染，吃点药就好了。艾滋病也能像感冒一样分分钟能够治好，那这个问题就不存在了。就是这个高死亡率。但现在死亡率大大降低了，可是人们对这个病的观点却没有改变。这个改变非常难，除非有根治的药被研发出来。面对乙肝尚且如此，社会大众还有根深蒂固的歧视，更不要说被夸大到这个程度的疾病了！

　　国内可能有部分年轻人懂一点艾滋病知识，不会感到害怕。但是我觉得这个概率还是比较低的。虽然许多社会组织会呼吁，但我觉得做得还是远远不够。要像欧美、日本等一些发达国家那样，将"这个病和其他病并没有什么区别，只是一个慢性病而已"这一观念能植入社会大众的脑子，即使住在一起包括住一个病房都没有任何感染的可能性，那社会大众才可能适度接受。

　　对艾滋病的宣传一方面主要集中在12月1日前后，另一方面很少有关于医学治疗进步的宣传。如果扩大医学进步的宣传，增加宣传的力度，那么艾滋病就不至于让人觉得这么恐怖了！在国内，我看不到这样的宣传，反而会时不时曝出艾滋病的负面新闻，会被当作花边新闻或重磅新闻来报道。比如，艾滋病病人咬警察了，艾滋病病人拿针刺人了。如果国家能用法律来处置这个问题，会比做几年公益宣传更有效。我们要更大范围、更大力度的改变，免费药只是让我们不死，而这个病造成的心理阴影比药物的副作用大得多，造成的心理负担更重。

最大的心理负担就是生病了怎么办。小病问题还不大，一旦得了大病需要去医院治疗。一旦暴露了，家庭怎么办？我都不敢想，只是想着我现在不要发病，可这并不能由我决定。虽然现在的医疗技术已经比较发达了，但治疗的问题依然非常多，而且随着年龄的增长，像我这样比较早的一批再过10年，我们要养老了，那么哪一个机构会接受我们这样的老人呢？如果在家养老的话，我们的照护问题由谁来解决呢？我们这个群体，说多也不多，说少也不少，该怎么办呢？这个社会问题还是比较严重的，需要国家花更多精力，做得更好一点。当然较之以前，社会还是有进步的，可是对我而言，这个进步还不够大，我们需要更多的参与和投入，包括增加医务人员和定点医院。

目前我不能告诉别人我是感染者，是因为在国内风险太大！我觉得只能告诉那些在非常小的圈子里，能够理解我们的人。生活中，并不是没有感染者公开，但公开之后效果不是很好，他们会受到很多的打击，所以我还是选择不公开。

——桃姐，2018

传奇[①]

基础信息

感染者（匿名）： 王可

感染者身份： 未公开

确证日期： 2000年

确证途径： 单位献血时验血

确证状况： （1）CD4数量：255 cell/μl；

（2）病毒载量：未知

现在状况： （1）CD4数量：≈800 cell/μl；

（2）病毒载量：未知

服药现在： 1天3次，1次2粒

服药依从性： 曾主动停药、换药，现依从性良好

[①] 从医学角度，医生认为"传奇"之处在于被访者感染 HIV 病毒后，结婚生子，在不知情的情况下，没有感染丈夫和儿子。事实证明，其中至少有两方面的原因：第一，被访者感染的是 HIV-2 病毒。HIV-2 型的生物学特征与 HIV-1 相似，但其传播效率较低，很少发生垂直传播，引起的艾滋病临床进展较慢，症状较轻。1999 年起在我国部分地区发现并证实有少数 HIV-2 型感染者。在我国主要是 HIV-1 流行株。第二，被访者选择了剖宫产和人工喂养，非常侥幸地阻断了母婴传染的途径。HIV 感染的母亲在孕产期和哺乳期均可将 HIV 传染给她的孩子。没有接受抗病毒治疗的母亲经生产传染给孩子的概率是 20%，如果加上母乳喂养，将达到 35%。90% 的儿童感染 HIV 病例是来自母婴途径。

王可：我在2000年被确证感染了艾滋病。

确证就医

献血

2000年，单位组织我们献血。献血前都需要验血，同事们的验血报告都已经下发，而我却没有拿到。几天后，有人打电话跟我说："你到区疾控中心来一趟。"我就去了，被告知确证感染艾滋病。2000年的时候，社会开始宣传艾滋病。在那之前我得过一次带状疱疹，治愈后又复发了，并且发作得非常厉害，浑身都是疱疹，住进了医院。我听人说过带状疱疹这种病，一生只会发作一次，而我发作了两次，于是我就怀疑自己身体机能可能出现了异常。但之后好了，我就以为没事了，这事也就过去了。后来想想，应该是当时已经感染了艾滋病，那个时候我心中已经有所怀疑，所以每次单位组织献血的时候我是能避则避。最后那次献血是实在逃不了。

治疗，暴露，恐怖

刚被确证的时候，我其实非常紧张，没有马上开始吃药。我内心始终不愿意相信自己得了这个病，觉得不吃药我也挺好。差不多半年后，我才断断续续开始用药。后来CD4这项指标开始不正常了，病毒载量非常高，到达了 170 000 copies/mL，可还是觉得自己状态挺好没啥问题。

2003年的时候，政府成立了一个部门，我们可以到这个部门领取免费药。那时候，治疗的药物很简单，和现在一样也是进口药，但是一袋药，很多颗。我就吃吃停停，直到2012年我正式换药，我才开始很认真吃药：一般是在三个时段服药，早上7点，上午10点和晚上10点，每次2颗，一天3次。药丸是很小的，带去单位也没有关系，单位同事也不太会注意到我在吃药。就算看到了，也没有关系，毕竟现在吃保健品的人非常多。

当时，公卫中心的医生被我的行为吓到了。他来找我谈话，说："你的指标都掉下来了。这样不行！你到底是想活，还是想死？"我当然是想活啦！他说："你不能不相信科学，CD4这项指标就是一个科学性的数据。你看看你自己，你是觉得你身体上没有什么异常，但是你的指标就是摆在这里。"

医生会这么说是因为他们一直认为我的情况和其他患者不一样。我感染的是非洲传过来的艾滋病病毒，和国内的不同，虽然我感染了这种病毒，但是它并不显现出来。医生们很关注我的情况。以前我是他们的课题研究对象，他们需要我这样特别的研究样本。后来我开始吃药，基因发生了变化，就结束了研究。所以，当时我所有的治疗基本上没有花钱。在2000年的时候，治疗艾滋病和现在完全不同，需要自费，而且金额很高。我听说当时和我一批检查出来的人，自费所需要的费用在当时可以买一套房子。医生都会说："准备好3万元，一个月就需要用掉3万元的药。"我和丈夫都是工薪阶层，根本负担不起。这时医护人员帮助了我，他们非常关心我，一直到现在，我都非常感激他们。我用了很多新研发的药物，就是试点药物，虽然作用不是特别大，但对我来说还是有点效果。

我看到周围的病友都很积极配合治疗，到医院拿药、服药，再看看我自己的指标不断下降，头发也一直在掉，整个人越来越提不起精神，想迈开脚步向前走但脚步就是迈不开。最关键的是我发现我说话的时候中气不足，和他人争辩的时候有气无力，人家的声音会盖过我，一生气就用不上气。渐渐地我感觉这是不祥的征兆。后来查出来就是因为我一直断断续续服药，产生了耐药性，达不到药效。之后医生就给我换了一套新的组合药，医生称为二线药，我就赶紧开始服药了。我吃了几次他们新开的药，CD4就涨回去了。CD4一上去，我整个人的精神就很好。CD4不高的时候，我晚上睡觉虽然也非常安稳，但是早上起来就是精神状态不佳。正常人不会懂这种感受。只要CD4指标一下去，精神面貌就完全不一样了，无论想做什么事情都会觉得力不从心，非常疲惫。

不过每个人的耐药性都不一样。以前有个病友，我们的年龄差不多，她看到我不吃药，她也不吃药了。到后来她的病情不受控制，离开了人世。因为她的孩子和我的孩子年龄也相仿，我真的是很感慨她就这么走了。

还有一位病友，他觉得我这样也挺好的，他也学着我的样子。但后来他的并发症全都出来了。艾滋病的并发症非常吓人！病毒会转移到身体的各个部位，比如会到眼睛上，还可能到脑子里。他先是眼睛看不清，请求医生给他开药，但医生告诉他："没有可用的药了"。到最后他一共用了七十多万。我再也没有见过他，见过他的人也让我不要去看他了，据说他已经失明，什么都看不见了。

我生病到现在没有去过金山医院，身边的病友几乎每个人都去过了。当时我生病开刀去的是普通医院，或许是医院的医生看我精神状态好，又或许因为我是上海人，医生就不会去想得过多，不会想到去查这项指标。其实各大医院对我们这种病人还是有些害怕，他们觉得我们应该去金山的专门医院就诊。现在无论是开刀还是其他，医生都会要求查这项指标了。其实我觉得这样不对，现在手术基本上都是一次性工具，手术用品也不可能多次使用。而且现在的医生就算是普通人去看病，也会做好相应的一些保护措施。我是感觉有些被歧视了！真的希望政策放开后，我们可以到各大医院和普通人一样看病开刀，获得和普通人一样的权益。

有位感染者朋友就打电话问我："我的胆不好，我想去医院看病，但是他们会不会不给我动手术啊？"我和他说："应该不要紧。你年纪这么大了，医生应该不会查。"于是，他就决定去普通医院看病。结果医院还是查出来了，医生就问他："你心里没个数吗？"

让他直接去金山的医院看病，后来他一直和我说，因为这样他多花了很多不必要的钱。

在服药治疗之前，我的嘴巴总是生溃疡，会发烧，不是感冒发烧，是只要身体一劳累就发烧，不过服药后这种情况再也没有发生过。我很多年没生过病了。我周围的朋友都觉得很神奇！这说明现在科学发达了，医药水平也高了。国家花费这么多人力、物力帮助我们，真的非常棒！国家给予我们很大的帮助，以前拿药和检查都不需要自己花钱，现在得病的人越来越多了，国家也负担不起了。如今除了三个月一次的检查需要自费外，一年一次的CD4和病毒载量检查，以及我一直服用的药物——一种进口药一种国产药，都是免费的。真心感谢国家关心我们！

家庭、亲情

恩人，家人

1985年，那时我20岁出头，在一所大学工作。我遇到了一名非洲留学生，我们开始恋爱。当时社会的观念还很闭塞，在我们相恋差不多一年的时候，因为各种各样的原因，我们分开了。之后我就按着当时社会主流的观念，通过比较常见的方式认识了我现在的先生并和他结婚，婚后生下了一名男孩，日子过得很平稳，也很幸福。谈恋爱是每个人都会经历的过程，走进婚姻后，我觉得就是要认认真真地过一辈子。

被查出患病时，我得病应该已经有十五六年了。我体内的艾滋病病毒很温和，毒性可能也不强，加上我的生活习惯良好，病毒就一直潜藏在体内。在十几年的时间里除了身体有些不适之外，我并不觉得有太大反应。所以我一直不知道自己已经感染。被确证感染艾滋病病毒的这个消息对我来说就是晴天霹雳，那时我结婚已经10年，小孩10岁。这件事让我有些害怕，我没有把病情告诉我的孩子，吃饭都是在一张桌子上。平时小毛病是没有什么关系，但岁数大了，万一哪天不舒服需要开刀动手术，那我得艾滋病的事就全暴露了。这非常恐怖！

医生建议我的家人也要来查一下。我和医生说："我先生以前也献过血，没有查出来有什么问题。"但医生说："这是几年前的事情了，现在有没有被传染还是需要检查一下。"当天我回到家中，就和我先生坦白了这件事。没想到，我先生的态度非常好，他没有责怪我。他先是安慰我说："不要紧，这也不能全怪你。你毕竟也是受害者。没关系的，我们现在有能力应对。"治病需要花费很多钱，当时我们正准备买房子，因为这件事买房子的事就搁置了。那时我先生和我说："如果真的需要很多钱去看病，我们就砸锅卖铁。"这件事我妈知道后非常地感动，直到现在她也很感激我的先生。

当然每个人对这个病总会有些恐惧心理。在不知道得病之前，我们夫妻间并没有什么避讳。确证后，的确各方面受到了一些影响，但我先生不会在我面前表现出来让我难受。所以在婚姻中遇到一个好人，真是非常重要。在之后的日子里我一直觉得我的先生就是我的救命恩人，当时他可以选择和我一拍两散。但当时孩子还小，为了让这个家不散，我先生克服了自己的心理障碍，一路走来对我不离不弃，全心全意帮助我。我们这样很和睦地走到现在，在我心中他就是我的恩人。

得知我的病情后，我先生及时去做了检查。检查出来他没有被感染，我的心才定了下来。那个时候对艾滋病的宣传不像现在，人们对这个病非常恐惧。我只把我得病的消息告诉了我的直系亲属：我的妹妹长期在国外，她的思想观念比较前卫；我的弟弟也在国外，对艾滋病早就有所了解。所以他们对这件事包容度很高，都接受了我。在之后的日子里每次我们家庭聚会，他们都还是会和我坐在一张桌子上吃饭。我的爸爸妈妈知道后，选择了理解我、接纳我，而且对我非常照顾，一直和我说"女儿不要太累了。你这个身体和别人不一样，你要当心自己的身体"之类的话语，让我倍感温暖。直到现在，我爸爸已经87岁了，还是亲自在厨房烧饭给我们吃。每次只要我想帮忙做饭给爸爸吃的时候，他就会说："女儿赶快去给我坐着休息。"我的家人都很心疼我、呵护我。在这样的生活环境下，我感觉很轻松，没有压力，所以我觉得我还是很平稳地度过了这人生中艰难的一关。

我的孩子这几年也开始工作了，虽然他从没有去检查过，但是从他出生到现在没有表现出任何感染迹象。他身体非常健康，基本上从不感冒，体育也很好，爱打篮球。孩子读大学的时候也会有各项体检，虽然不查HIV这项指标，但是其他指标一直很正常。如果他感染了，应该很久以前就会发病。我通过剖宫产生的孩子。孩子出生后，我奶水不是很充足，三个月后就停止母乳喂养了，所以危害性就不是很大。关于不带孩子去检查这件事，当时我征求我先生的意见，我先生说："顺其自然吧！不用查。"感谢老天爷眷顾！从1990年到现在，他一直都是一个非常健康的孩子。现在，公卫中心的医生再也没有强调要带孩子去检查了。医生说："因为当时你老公查出来没有感染艾滋病，所以你儿子肯定更没有问题。"

因为生病的缘故，医生嘱咐我日常饮食要很清淡。在我家，我妈妈有高血压，所以我们家习惯吃得清淡。我也不会出去胡乱吃东西，我觉得吃的方面营养够了就行。生活上我也很有规律，作息时间把握得很好，需要休息的时候就要休息。到现在我50多岁了，除了艾滋病外，没有任何我这个年纪大多数人患的高血压、高血脂、高血糖等疾病。如果没有艾滋病，我是一个非常健康的人。我现在CD4指标可能比没有得这个病的人还高，普通的人是五六百，我的CD4指标要接近800了。所以我觉得就算得病，还是可以幸福生活。

每次我们去医院拿药的时候都有序号。我记得我刚得病时拿到的序号是15号，现在已经要排到几千号了。医生和我说："现在病人人数不断增加。"这多可怕呀！艾滋病需要好的休息，所以我休息得很好。白天上班也很有精神，感到疲劳的时候，我就放慢脚步休息一下。我家人非常体谅我，所以我没有这方面的顾虑。不过我看到我身边很多病友的家人并不怎么体谅，特别是男性，自己的老婆得了艾滋病，家里就闹翻天了。如果是男性得病的话，老婆大都还是会不离不弃地陪伴着他。毕竟男性想换一个老婆是很快的事情，在这一点上我是一个幸运的人。丈夫对我不离不弃。人们大都觉得艾滋病是一种非常可怕的病，但我已经得病这么多年了，我自己觉得没有那么可怕。毕竟现在糖尿病、心脏病、高血压等疾病也需要终身服药，这些病和艾滋病一样不能完全根治。不过我依然不希望看到更多的人得病。我在这里呼吁，希望现在的年轻人都能有正确的恋爱观，保护和爱护好自己。

可以这么说，在我没有确证得病之前，我偶尔还会有所怀疑，心神不宁。等尘埃落定了后，我也就直接面对病情了。平时还是为事业、为家庭各个方面忙忙碌碌，毕竟一个孩子的成长需要花费很多的精力。我曾经思考过我儿子总有一天会结婚生子。如果他让我带小孩的话，就比较尴尬了。儿子有可能会问："为什么不帮我带孩子呀？"我总感觉自己生病带孙子孙女不太好，我有点担心。所以我和我先生商量过这件事，他说："这应该是女方父母带，和我们没有关系啦！"现在我们家找儿媳妇的标准就是要找一个家中父母身体都健康的，可以带小孩。不过我儿子和我说："第一，我现在不着急找女朋友；第二，我未来也不是很想要小孩。"我觉得这样也可以，毕竟现在养育一个孩子的成本非常高，如果不生孩子，自己的生活质量就会高很多。我儿子现在是一名培训老师，给学生上课。加上我儿子看了之前很火的电视剧《我的前半生》，他说："陈俊生工作可以赚很多钱，他都为付前妻的生活费发愁，那我们这样的人生了孩子怎么办呢？成本得多高？压力得多大呀！"我听后，说："对呀，现在养一个孩子的成本很高。"我儿子就表示他以后不想要孩子。我觉得可以理解，而且我不会干预他的决定。

工作、朋友

2000年，我才30出头。在确证后，我被迫辞职。失去这个工作我感到非常可惜，之后我的人生轨迹全部改变了。但得病这件事已经不可逆转，我无可奈何，今后需要一直治疗。

之后我到一家通信公司工作，直到现在我还就职于通信行业。我天天上班，精神也特别好。就算我现在已经退休了，还是出去上班，风风火火，整个人都不停歇，日子也过得很充实开心。不过到了新单位后，再遇到献血我就坚决不去。单位体检我还是会参加，因为单位体检不会查HIV，所以没有关系。

　　我是个老病人，公卫的医生都觉得我很"传奇"。我的精神面貌非常好，完全看不出得了病。每次我们开会，总会有很多朋友来问我："姐姐，你是怎么保持到现在还是这么好的啊？"我就会和他们说："你们要爱护自己。生命只有一次，要保护自己，得了这个病，你也要让自己走出来，不能听之任之，不要去怪任何人。自己要振作起来，把自己放在正确的位置上，正确看待这个问题，就能摆脱它。你们看现在科技发达了，也许在不久的将来，这种病就可以被治愈。不过就算治好，也要继续爱护自己。"只要他们问我，我都会很认真地回答他们。我希望可以在一定程度上帮到他们。我一直认为正确的恋爱观念就是无论是同性或异性恋，在生活或感情方面都要正常化。得病后，情绪上不要大起大落，生活作息和饮食习惯要保持健康，自身的态度一定要端正。现在我认识了很多同性恋的病友，他们的痛苦甚至超过了异性恋的病友。他们中有的情侣其中一个得病了，一个没有得，被逼着要分开。听到他们的故事，我觉得他们实在是太可怜了！

　　过去我们病友之间会经常组织活动，互相交流经验心得，互相激励。在路上碰面，也会互相打招呼。但人与人之间，是有眼缘和缘分这一说的，当碰到很有眼缘的病友，会互相来往，加微信。虽然现在大家互相见面的时间少了，但是我们还是会私下约出来喝喝咖啡、聊聊天，说说现在的生活，问问彼此的检查情况。基本上现在病友们只要用药，CD4指标的检查结果都很好。

未来与展望

记得我一位朋友临死前和我说："你记得一定要想开点，想吃什么就吃什么。"他以前就是想不开，走的时候连追悼会都没有。我觉得这样的人生是不完整的！不过，我是一个心态很好的人，不会特意去想这个病，从来没有当这个病是病，吃好、喝好，还有工作好就行了，其他的我都不放在心上。没人知道未来会怎么样！人要把握住现在，过好每一天！

我的故事就是这样，希望我的经历可以帮助到其他人。世上没有绝境，人生就是要勇敢地向前！就算现在身处逆境，不要绝望，不要彷徨，只要努力就能找到方向，获得新的希望。

——王可，2018

结婚生子

基础信息

感染者（匿名）： Lee
感染者身份： 未公开
确 证 日 期： 2012年
确 证 途 径： 献血验血
确 证 状 况： （1）CD4数量：567 cell/μl；
　　　　　　　（2）病毒载量：未知
现 在 状 况： （1）CD4数量：712 cell/μl；
　　　　　　　（2）病毒载量：未知
服 药 现 状： 1天1次，1次3粒
服药依从性： 良好

Lee：我在2012年被确证感染了艾滋病。

确证就医

验血，检出，青艾

　　那是我最后一次献血。献血的地点是愚园路的血液中心。一个星期之后我接到短信，通知我血液检查不过关，当时我已经猜到了结果。

　　我在大学的时候就一直献血，大学毕业以后到了上海还坚持着。我不能保证一年献一次，可能有的时候一年一次，两年一次，但是在我最后一次献血的时候，血液中心给我发短信，说我血液检查不过关。之前我总觉得这个病和我应该没什么关系，所以完全接受不了。在找到青艾之前，我其实已经把自己关了三天。我不是那种喜欢看图片的人，因为我觉得看图片只能让人更杞人忧天。我自己去网上查阅了最新的文章和学术报告，这些报告让我心情平复了一些。后来在网上搜索到了青艾，我想了想，就找到卜佳青来帮我。当时青艾排在搜索第一位，我就没有再看排在后面的。它离我住的地方又最近，我就过来了。

从小到大，我觉得我不算是会玩的人，也不太爱玩。2012年，我大学刚毕业就来上海了，到现在我都没有去过一次酒吧和夜店。感染前或者感染后都没有去过。当然我也不知道我是被谁感染的，我是真的不知道，也没必要知道。我不是私生活糜烂的人，我的性伴侣那时候加起来不到五个。我觉得这个数虽然不小，但是对于我们圈子来说，不论是男女还是男男，绝对不算多。我也没敢问他们，我觉得他们自己应该清楚，知道病情。虽然我没说，但是因为我们发生过关系，我感染了，我猜想他很有可能也感染了。如果他感染了，或许会猜想到是我。我们都心照不宣！

我的生活很有规律，而且各方面也还行，没有天天出去玩，说得更严重点，也不吸毒，我觉得吸毒感染的概率更高。但这些我都没有，当时觉得艾滋病和我没有多大关系。得知自己感染后，我靠自己缓了些过来，但还是觉得很难接受。所以我还是决定把"门"打开，走出去，寻求别人帮忙。我觉得一个人太难了！那三天我觉都睡不着。我记得第一次见到卜佳青的时候，他跟我说了一句话，我印象特别深刻："你不要自己把自己打倒了！你这样子，这个病没有把你怎么样，你自己先把自己打倒了。"

有一次我去武夷路的皮肤医院治梅毒，当时有个年龄还蛮大的男医生的一句话提醒了我。他说："艾滋病有什么？说白了还没有乙肝严重，乙肝还能转肝癌。"我不解："你为什么这么说呢？这个病不是特别严重吗？"他说："你自己看看，你自己多想想，你觉得它严重吗？"然后他说："我看你的状态，你也不觉得它严重啊！"当时我已经没有太大压力，因为我这个人不管别人说什么，我自己还是比较自信的，包括工作和生活。所以我对这个病的态度，其实跟我对生活的态度、对工作的态度一模一样。我不太听得进别人的意见，自己想怎么做就怎么去做了。我把它抛到脑后就是抛到脑后了，我不可能因为听说某某某得艾滋病死了，就把害怕重新捡回来。抛掉了就是抛掉了！

没服药之前，我的CD4没有下过500，最低的一次是512，有次不知道什么原因最高有800多。医生说："你的情况比大部分人好。"我有一个新认识的朋友，他也是感染者，他告诉我："我第一次查只有97个CD4。"我说："那太低了！如果再不吃药就很危险了。"

家庭、婚姻

父母，生活

我从小生活在南方乡村。所有的农活我都干过，小时候家里很穷，不是赚不到钱，而是根本就没钱赚。

我爸妈很年轻，我哥结婚了，有两个儿子。我爸妈没读过什么书，小学都没毕业。我爸读完四年级用了8年。我妈小学没有毕业，是因为我外公重男轻女，不让她读书。就这样我妈还跳了一级，从一年级跳到三年级，而且她跳到三年级后还能考第一，但是读完三年级就不读了。那会儿农村的情况特糟糕！我妈还好一点，我妈的姐姐是晴天不让读书，下雨天才可以读书，这种笑话听过吗？因为晴天要干农活。所以她们都小学没有毕业，字都不识几个，今天早上我让我妈用手机看《我的前半生》。我说："你要点视频。"她说："你现在重新给我演示一遍。"我就退出重新演示了一遍。我妈在老家是个出了名的能干、聪明，她觉得唯一治不了的人就是我。我性格随我妈，脾气火爆，但挺能干。我现在觉得我爸才是有大智慧的人。我跟我妈吵架的时候，我爸就说："你们两个谁都不能做大事。你们两个怎么能做大事？"我送我爸去坐高铁的时候，我爸就说："你要让着她一点。你让一下不会死。"

我上初中的时候，我爸就来了上海。我爸在上海待了两年，因为他有驾照，帮一个集团的老总开车。我爸是那种特别老实的人，老实人可能运气比较好。那个集团老总一直把我爸留在身边，还一直给我爸涨工资。那几年我爸大概赚了20多万元，然后就回家了。他回家，主要是因为我妈。他们俩是自由恋爱结婚。我妈太想他了，我爸就辞职回了家。后来我来上海的时候，那个老总还请过我吃饭，他们的情谊挺深。

我爸回去之后我们家就富裕了，我也已经上初中了。我爸妈开始做生意。刚开始他们做药材生意，不过没赚多少钱。那钱是怎么赚到的呢？是我爸妈开饭店赚的。后来，我们家在市区买了两套房子，在附近山里开发区还有一幢别墅。开饭店很辛苦。所以我觉得我家的钱都是辛苦钱。我和我哥考虑到父母的身体情况，就不让他们再做了。现在，我和我哥觉得赚钱是我们两个的事。我和我哥挺想把山区的别墅改建成一些趣味主题的民宿。可惜的是，那边的旅游业发展不起来。我爸把那个别墅改成了个普普通通的商务宾馆。总的来说，我家现在经济状况还挺好。

我选择离婚后，我爸妈想让我再结婚。我爸妈都不知道我是"男同"，我哥哥知道，但他不知道我是艾滋病病毒感染者。我和我妈说："我不可能结婚！这是铁定的事实！以前说有女人才有家，时代不一样了。你不能拿你那个时代的要求来要求我。再说看看你儿子什么性格！谁能跟我合得来？老婆是另外一个个体，有些东西我能为孩子妥协，但我不能为老婆妥协。这是很现实的问题。"我爸妈被迫接受了，说："你不结婚拉倒，但是你先给我把孩子弄出来。"其实我跟我哥已经说得很清楚了，我离婚后就不想再结婚了。我跟我哥说："我爸妈用什么态度来接受我这个事实，就看我们俩怎么做了。"我俩里应外合，他一直帮我给爸妈做思想工作。

生子

我生孩子，并不是为了防老。我脑子里根本没有这种想法！我只是真的想看一看，一个由我带来的新生命会怎么样成长。我也有点自私地特别想能有一个人陪伴我。

还有一个主要的原因来自我妈妈。她希望我再生一个："不管怎样，至少你身边还有一个孩子陪着你。"

按我以前的生活方式，结婚生子对我来说太遥远了！但是当我有过小孩后，和他相处那么久，对我的影响太大了，彻底改变了我！有一段时间，都是我单独照顾我儿子，包括换尿布、泡奶粉、带他出去玩，等等，我都学会了。离婚后，我和我儿子不能像以前那样亲密接触，天天待在一起了。这种后遗症会让我觉得心里空虚。所以我现在已经决定至少再生2个。

我和我爸妈商量："这个孩子没有母亲，要跟你们生活。我以后也不会骗他。他是怎么来的就是怎么来的"。①我们商量下来决定，最初几年主要我家人带，幼儿园也可以在老家。我妈说："不是我不帮你带孩子！我只能帮你带6年，6年后必须要由你自己带。我可以在你边上辅助你，但孩子一定要跟父亲。"她还说："让你回老家，你也不会回，也没必要回去，你还没开始拼呢！所以，你在上海，工作管工作，孩子不能不管。"

结婚

我结婚了，又要离婚了。

我认识我妻子的第一天，她就告诉我她有乙肝。我说："没关系。"我真心觉得没关系，不像别人为了安慰她才说没关系。

如果问艾滋病给我带来了什么变化，就是我对恋爱的态度变了。

我从事时尚行业，我觉得能在这个圈子里混的人，一般还比较前卫，所以他们对艾滋病的态度有自己的想法，和其他人不一样。其他人可能会害怕，但时尚圈里的人可能不这么认为。但是，我还是没有告诉同事，因为我觉得我是艾滋病病毒感染者和他们没有任何关系，所以我在工作上没有任何变化。我唯一的变化就是，感染之后，还是有很多人追我，但我全部拒绝了，我过不了心里那关。

在结婚前，我就跟我老婆说了我是"男同"，而且她早就知道

---

① 感染者通过辅助生育技术生子。

我是"男同",最后我们还是选择结婚了,而且把孩子生了下来。为了要这个孩子,我存了几年的积蓄都花完了。认识我老婆的时候,距我确证还不到两年。

第一次认识我老婆是在拍一个韩国汽车品牌的时候,我是服装造型师,她是化妆师,那是我们第一次见面。那次是在浙江舟山一个小海滩拍片,就是那一次拍了两天,我们就认识了。其实按她的话说:"你这种人走在大街上,普通的人、不认识你的人看你一眼,可能就再也不会忘记你了。"因为,就算我不留长头发,我的风格也太标新立异了!说难听点就是另类,说好听点可能就是人家说的好看。虽然我不觉得自己好看!我是那种今天我想剪这件衣服,我就必须要剪了它再穿的人。没办法,不剪我就穿不出去!我觉得这就是我真实的想法。所以我和她认识了之后,我的这些特点吸引了她。她也觉得相处下来,我这个人很好。我当时跟她说:"你说我人好,我表示赞同。"因为我确实觉得我在做人方面至少不算差。后来时间久了,毕竟两个人是过日子,我们俩磨合得不好,已经决定离婚。但是我们决定离婚之后关系反而更好了。

毕竟结婚后两人会面对很多生活细节。我从小家庭条件还可以,被我爸妈照顾得不错。但是她不一样,高中的时候就失去母亲了,她与父亲的关系特别不好。我们对生活的概念太不一样了!我们只能在抚养小孩的问题上达成一致,但孩子只是生活的一部分。生活大部分还是两个人怎么过,所以我们俩到后面没办法磨合,只能选择离婚。

孩子无条件判给她，还没满两周岁。其实我觉得孩子归她比归我好，我妈妈也是这么说："孩子归妈妈好。不是我不要这个孙子，这个事实谁也改变不了。孩子这么小，还是归妈妈好一点。"

我当时跟我老婆说得很清楚："我是艾滋病病毒感染者。我们不能采取正常方式要小孩。这是绝对不可以的！你不一定能跟我走到最后。"机缘巧合，我在泰国代她工作时认识了一名医生，决定接受辅助生育。

当时我做了很多的检测，最后一道就是洗精。他先把梅毒排除掉，然后是乙肝、丙肝、贫血等各方面，我其他都过关了，就差最后那道洗精。

回国后，我和我老婆说了这件事情。她说："不管以后离不离婚，至少我们结过婚。你不是想要一个小孩吗？你想选择什么方式，我都支持你。"最后我们选择用她的卵子，孩子也是她自己怀。孩子出生的时候，我还在泰国代她工作，立即赶了回来。孩子特别健康，就是体重偏轻，长得也挺好看。

工作、朋友

我要做的工作

我大学读的医科，但是我不爱学医，几乎天天逃课，觉得自己以后也不可能做这个。我妈托熟人让我到一家医院去实习。医院要求我穿皮鞋、白大褂。我就想到一个点子：提着袋子，里面装着皮鞋。到了办公室后门口才把皮鞋换上。若是没有病人的时候，我可能打着赤脚走。我的确不适合那个行业，工作了三天，朋友叫我去唱歌，我就走了。医院的人打电话给我妈："你儿子呢？"或许我太不听话了，不喜欢的职业就坚决不做。

我刚毕业还在南昌的时候就想自己创业，和朋友开了间工作室。我以为我会亏，可是还赚了。我觉得我就是那种非常明确自己要什么的人，一点弯路都没走过，直奔我热爱的行业去了。后来，我觉得不能继续待在那，太委屈自己了，想试一试自己到底有多大的本事。事实证明我只用了两年，就进了这个极其变态的圈子。时尚圈就是一个很势利的圈子，表面光鲜亮丽，底下很复杂。就像很多人问我："我怎么样才能去杂志做编辑助理呀？"我说："你放弃吧！你进不去。那些人只会选身边熟悉的人。你根本没办法进去，你接触不到他们。"我很幸运，抓住了那百分之一的机会，挤了进去。我给师傅做助理。师傅要我准备两支笔，我会帮他准备三支，我就是这种人。我不是个乖乖待着的人，我会选择主动出击。我会争取，却也不会让别人觉得我拿了他的东西。我个子小，灵活，也爱笑。在片场，如果其他人过去帮模特整理衣服，可能大摇大摆地就走过去了，个子又高，有人可能就不太爱看了。而我个子小又灵活，跪着替模特系鞋带、扯衣服，还会笑嘻嘻地走开，那大家多喜欢啊！我并不觉得委屈，因为我学到的东西太多了。

刚到上海时我就背了个书包，住在上海最好的朋友家中。他当时是一室一厅的房子，我买了个屏风和沙发床。我在客厅睡了两个多月。家里人问我要不要钱，我性格太烈了，说："不要。"晚饭就吃咸菜、馒头。偶尔吃兰州拉面、炒宽面时，我每次都叫老板不要放肉。因为不放肉可以便宜五元钱，那段日子就是这么过的。

我的第一份工作是在一家还挺有名的公司里做网络编辑。我记得特别清楚，主要负责艺人公关稿。这位艺人走到哪里，我就写到哪里。作为一个高考语文都不及格的人，我觉得太痛苦了，不过我做得还可以。我知道这不是我要做的工作，但是没办法我要过渡。我在大学的时候就学过化妆，其实我是有基础的，只是一直都没有找到机会。其中一个机会被我抓住了，他让我去见面，他就是我后来的师傅。我之所以现在有这么好的机会，或者说我现在赚的80%，是来自他。他教会我太多、太多了。他人也很好，是贵州人，也是个"男同"。紧接着我就辞职了，我在之前的公司干了一个月零十天，他们问："你不要工资了吗？"我说："我不要了。"

我记得特别清楚，那天我师傅要拍一本杂志，我还差三五百米就到公司了，他打电话给我："今天我要拍杂志，昨晚忘记告诉你了。现在告诉你，让你来，太迟吗？你现在要不要过来帮我？"我想都没想，说："要！"我立即给公司主管电话："不好意思，我昨天晚上拉肚子了，以为今天能好，但是我现在还在拉。"她说：

"那好吧！你不用来了。"我转身买了两杯咖啡（这是我猜到的职场里做人的方法），然后直接打车去了。车费70多元钱！我第一个月的工资还没领过。我就是那种可以为了自己喜欢的事拼命的人。就是那一天的工作我就把我师傅"拿下"了，他决定收我为助理。第二天我就辞职了，直接从江湾镇搬到愚园路的静安寺了。我师傅给我提供了蛮好的条件。他当时开了一家首饰店，一楼是首饰店，二楼有一个亭子间。他就让我住在亭子间，房租是1 600元。他说："不着急。你先付600元钱吧！1 000元我来付。"我觉得对我来说这已经特别好了。我告诉他："我什么都不要，让我跟你学习就可以了。"我什么都不要，他还给我发工资。我才做了十多天，他就给我发了第一个月的工资。第二天，我就去买了之前看中的西装，1 400元花完了还贴了200元。

我师傅是圈内很有名的一个人，工作特别多。我每天特别忙，不仅做他的工作助理，还充当他的生活助理。我这个人性格太强势了，不会乖乖待在原地不动，会主动进攻。我师傅很喜欢我！我觉得很多人其实都很喜欢有主见的孩子。我做了他两年的助理，从2012年到2013年的年末。那段时间太忙了，没有时间想别的，回家就是睡觉。到现在他还和别人说，T是他见过的最聪明、最好的助理，有天赋、懂事、不乱来，但是不乖。不乖，指的是我太主动了，他也害怕。他害怕他的客户会变成我的客户，事实证明他的很多客户确实变成了我的客户。不过我不会接的，因为我觉得那是他的客户，如果我要接我会和他说。他的客户给我打电话，我会说：
"你找师傅吧！我是跟着师傅才认识你的。我帮忙可以，但不能接
你的工作。"挂了电话，我立即给师傅打电话："你的客户怎么来找
我了呀？我拒绝了。"我师傅就说："厉害，你接吧！"他叫我接，
那我当然接。我干吗不接？我傻呀？其实，客户打电话的时候我就
想接，只是我考虑到不能接，现在师傅让我接，我干吗不接，对
吧？我们这一行的师徒关系一般到最后都不是太好，但我跟他一直
都很好。我觉得我是有天赋的人，不过品位不够。所以说我不觉得
委屈，跟着他我学到了很多。入行五年多，我已经在圈子里面名气
很大了，生活不愁，身边有很多朋友，我觉得挺幸运的！

我做任何事情特使力，这个使力不是说普通的力气，而是我太
认真了。现在我的饭量很大：今天早上我吃了三碗粥，中午吃了
一个鸡肉卷、一碗豆腐脑、一份西餐、一个苹果、一杯橙汁、两块
饼干、近四瓶水。这些是我最基本的食量。有时候点工作餐，他们
点一个双拼饭，我要点两份。不是我肠胃有多好，是因为我消耗
太大。有人说，人的第一大欲望是食欲，第二大欲望是性欲。我
把我的欲望称为"行欲"，行为的行。我的"行欲"比其他人都要
大。我很多朋友说："你这种人容易成功！"例如，工作要求搭十套
衣服，其他造型师搭配完了，就坐在旁边等模特。但我会帮他们重
新搭，不是说我觉得他们搭得不好，而是还可以再好，然后我再想
办法让他们更好。这就是我让客户感到放心的原因。所以我的消耗

真的很大，食欲也变大了。

未来与展望

心态最重要

得知检测结果后，我是哭着去见在上海最好的朋友的。他在工作，问："怎么了？"我肯定不会隐瞒，他的表现让我出乎意外。我以为他会闻风丧胆！但他一点也没有，他反而陪了我四天。没日没夜地陪着，他怕我出事。那个男生也是个"男同"，我刚开始一个人来上海找工作的时候就住在他那儿。在上海，我首先想到的就是他了。之后，我告诉了一个高中同学，一个女生，我到现在跟她关系都特别好。他们的反应都一样，第一时间冲过来告诉我没事。其实我知道他们心里比我还害怕。我想他们是要求自己不能表现出来，如果他们在我面前表现得害怕，那我更不得了了。到现在为止，他们都是我最好的朋友。包括这个女同学，她现在在日本留学，每次都会问："你有没有按时吃药？你身体如果有不适就马上要告诉我。你可以不告诉你爸妈，但你一定要告诉我。"我觉得我很幸运！

我这个人可能思想太前卫、太开放了。这个病只折腾了我一个月！一个月以后我就把它抛到脑后。有一次检查CD4，在没有服药的情况下，我的CD4从567涨到了612，结果报告显示我就是反弹了一百多，连医生都说："这不可能！太少见了！"

我觉得我比较幸运，我的朋友基本没有因为这个病而对我有很大的态度上的变化。我觉得这也跟我对待他们的方式有关。

我还有一个特别好的朋友，是以前在南京工作时认识的，我也告诉他了。当时我告诉的人不超过五个，现在可能有十来个，他就是五个人当中的一个。有次我们一起，我刚喝完饮料，他在明明知道我有这个病的情况下，还立刻拿过去就喝，我说："你别喝。"虽然我知道这样不会传染，但是不喝总归是好的。"你觉得我会在乎吗？"他问。我知道他那个动作肯定是关心我。我喝饮料有个特点，就是我喜欢抱着瓶口喝，他也知道。我觉得他那个动作多少是为了让我知道，他一定会一直在我身边支持我。他不是故意演的，只是他有这个目的，所以我身边朋友都对我特别好，可能我没遇到那些不好的人。

现在我就是想好好服药，多赚点钱，换国外的药。我觉得贵的、花钱的总比便宜的、不花钱的好。人家赚钱买衣服，我赚钱买药也没什么不可以。我想我应该活三四十年没问题！即使治不好，我再活三四十年也够了！何况我觉得治愈的可能性很大，可能在20年之内就能解决了。我觉得我这种人的心态不可能会有问题。我心态太好了。

我走路、吃饭、工作，不管做什么，我每天的热情不是装出来的。因为我的状态给别人的感觉就是这样子，就像我妈看到我说：

"你这个样子能有病?"

我生活健康,吃得多。我不是遵从运动健身的人。我遵从营养,我觉得营养比运动重要。所以我什么都吃,关键是我什么都吃得很多。所以我觉得心态应该是最重要的!

我曾经看过一篇文章,说:"艾滋病给了他第二次人生。他的人生是从艾滋病开始的。"我认同这句话,但是不适合我。其实我要的生活在感染前后没变化。我要的是重新开始,我一直知道我要的是什么。但是,很多人可能他以前是一个样子,感染后变成另一个样子。我觉得可以,只要是变好就好了。

——Lee, 2018

平淡多好

基础信息

感染者（匿名）：　云

感染者身份：　　未公开

确证日期：　　　2005年

确证途径：　　　二胎引产孕检

确证状况：　　　（1）CD4数量 ≈ 8 cell/μl；

　　　　　　　　（2）病毒载量：未知

现在状况：　　　（1）CD4数量 ≥ 425 cell/μl；

　　　　　　　　（2）病毒载量 ≤ 20 copies/ml

服药现状：　　　1天2次，1次3粒

服药依从性：　　良好（曾多次换药，最多时1次8粒药）

云的故事

云：我在2005年被确证感染了艾滋病。

确证就医

检出，引产

　　意外检出HIV是在2004年，我意外怀上第二个孩子。从来没有想过会有第二个孩子，我是放环的。应该说他真的是天上掉下来的！有的时候是好事，有的时候是坏事。

　　2004年的那个夏天，我身体特别消瘦，大概90斤（我正常的体重一般110斤左右）。我觉得美美的，心里也觉得很开心！可是，我的身体越来越瘦，肚子却越来越大！我告诉自己："不要紧，最多不来例假！"我心想，这么多年都没有不来例假的时候，不来才好。可是，每个月又会有一天有点出血。我又搞不清楚了。我说："没事。可能是内分泌紊乱，月经不调，不要紧。还能美美地过个夏天。"有一天躺在家里，我开玩笑说："咦！肚子突然跳了一下！"我感觉肚子里在动，毕竟生过孩子，我想肚子里在动，有点像我生女儿时胎动的感觉。我爱人说："你别开玩笑，你不是来例假了吗？"我说："是啊！每个月有一天。"他说："你别开玩笑。你现在身体这么不舒服，动不动就头晕。你去检查一下，看看怎么回事。"然后我就去检查了。阳性！天呐！怎么会这样？我拿着报告单去找医生，他问："你怀孕多久了？"我说："多长时间了？一个月？"医生说："等会儿你检查一下，去做B超。肯定不是一个月。"B超结果显示四个多月。我想：妈呀！我要死掉了！4个多月只能做引产。我当即就办理了住院手续，打算做引产手术。正常入院后，我开始进行各种化验。虽然，以前我经常做各种化验，但是，从来不会查HIV。检查发现，我身体情况非常不好：血小板不正常，凝血功能差。引产手术必须输血，就要查HIV，当时我们都不知道。

住院一周，各项检查早结束了，迟迟没有人通知我动手术，我就纳闷了。我一直问医生："哪天做手术？哪天做手术？"他说："快了，快了。"然后，突然有一天，护士长告知我："有位医生要来跟你谈谈。"我说："那行吧！"上午还是下午，时间记不清了。一位穿白大褂的医生来了，姓什么我也忘了，那个大姐，人挺好的，后来帮了我们不少。她进来跟我谈："给你看个东西……"当时具体谈话内容是什么我真的忘了！因为那天的震撼太大了！我是真的记不清楚。我就记得那个大姐给我看了一份报告，这份报告的原件现在还在我抽屉里放着，区疾控中心出具的HIV阳性的确证报告。我看着这个，人都傻掉了。后来她对我说："你感染了艾滋病。"我觉得不可思议，说："不可能！为什么？"

当时我都觉得要疯了，我从来没想到我会感染这个病。那个时候想象过死亡，因为我是个理想主义者，看过很多书或文章，特别是三毛关于死亡的文章。我还专门给自己写了一篇文章，设计如何死亡。我想过各种疾病和浪漫的殡葬方式。当然，经历母亲的死亡以后，我知道死并不浪漫，但是理想很浪漫。这种情况下，医生说："既然已经这样了。你的爱人和女儿也要做检查。"三天后结果出来了，爱人感染，女儿健康。那几天，护士监管着我。我真的觉得要死掉了！我住在八楼妇科病房，想跳下去，跳到中央大厅的亭子里，绽放成一朵花，挺美的。我想起以前看过的一本书，觉得挺浪漫。后来我想到了我的父母。我没有告诉他们，现在也没有说，不想让他们担惊受怕。万幸的是女儿没有感染，我们就很欣慰了。

接下来的事情我们两个人决定共同面对：怎么处理肚子里的孩子呢？

当时没有任何一家医院愿意接收我们，原来住的那家医院的医生说："你出院吧！我们这边没办法做手术。你这种情况，我们给你联系了另一家医院。那家医院会给你做手术。你今天办理出院手续，在这等着。今天晚上会有车来接你。"于是，我就叫我妈过来，把出院手续办好了。我还和我妈说："没事！不要紧！孩子引产就好了。"什么事情都瞒着，不跟他们说。等到晚上6点、7点、8点，中间有一个人来跟我谈话，问了一些情况，他说会有车来接……8点半、9点，我去找护士长："之前说好来接我的车怎么到现在也没有来？"护士长推脱说："要不你先回家吧？等我们落实好了，我们会给你们打电话。"没有别的办法，我也不知道找谁。医院在那里，可除了护士长没人了，任何人都不理我。我只好回家，天真地以为他们会再打电话给我。

回家之后，我就在家里等电话，一天、一周、两周……没有电话。我打过去问，医院要么说"不管""不知道""不清楚""不明白"要么说："你打电话找公卫中心。"

我不想生这个孩子，我知道是男孩。在医院做B超的时候，医生问："你有孩子吗？"我说："我孩子已经10岁了。"我不是想要生男孩的人，更不是想要再生一个孩子的人。我要是那种想超生的人我早就生了，我至于嘛！我知道是个男孩，肚子慢慢大起来，一点办法都没有，真的一点办法都没有！

我们一直在联系医院，最后通过亲戚联系了南京一家医院——与上海公卫中心一样专门治疗HIV的医院。他们说："可以，你过来吧！"到了南京，我开始接受治疗：全是自费药，一瓶药1 800元。输血治疗在我身上留下了密密麻麻的针孔，整个胳膊都紫了。我说："医生，让我休息几天吧！让我缓两天，过一阵再扎。"我不知道医生治疗的目的是什么，反正我的目的是引产。在南京住了两个月左右，我的肚子快八个月了。

去南京前，我爱人去了区公卫中心、区政府、区人大、市政府、市政府办公室、市人大。最后有个阶段，我甚至跑到市卫生局。医院不是归卫生局管吗？我就带着相关报告去找市卫生局的领导，说："我只有一个要求。我有医疗权（接受医院治疗）吧！请问我的医疗权在哪里？我只想住院！我只想引产掉这个孩子！"领导非常冷漠地坐在那里，本来就是那种森严的办公室，一会儿就把我"请"出去了，他说："你找具体的部门去！我们这边不管。"我那天真想把自己吊死在卫生局的厕所间里。我想让他们这些部门去想该怎么交代。我作为一个普通人，连最起码的医疗权都没有。我想要看病，想找一家医院住院都没有。这是在上海！没有办法，我只能去南京。

在南京治疗的过程中，我爱人家有亲戚在那边，他们会不时地照顾我一下，然后我就一个人住着。我爱人有空了就来。有一天，医生说："你准备引产。"医生先给我用了药。第一次用药的时候没有问题，打了三针，我告诉自己："这孩子该死了吧？！"这点常识我还是知道的。B超结果，医生说："孩子在里面好好的，很健康！"第二次又打了三针，B超检查，孩子在里面还是好好的！第三次的时候，我不知道为什么打针了还要吃药。我爱人过来了，他住在附近的宾馆。晚上，我说："你回宾馆吧！我可以自己照顾自己！有事情我会打你电话。"睡到晚上11点多，我突然感觉到"唰"的一下，就像肚子破了一样。我一看，全是血！出血了！我都崩溃了！我赶紧按铃叫护士，冲进厕所间，垫了厚厚的纸。护士过来说："你别着急啊！现在没有医生。你稍等一会儿！"同时，我给我爱人打电话："你快来，我出血了！"那时候太吓人了！我浑身颤抖，等我爱人从宾馆赶到医院，医生还没来。等医生来了之后，给我打了止血针。第二天做B超。妈呀！孩子还活着呢！这叫我怎么办呢？这种情况下，暂时不能引产了，我只能在医院里待着，继续治疗。

又住了一段时间之后，一天不知道为什么我爱人来了，要把我接回家。我赶紧收拾东西，稀里糊涂地就跟着回家了。什么原因呢？原来那个时候我已经开始神志不清了。他在南京的亲戚打电话跟他说："我去看她的时候，她在说胡话，问她啥也不知道！"看我目光呆滞，他说："她感觉有点不对了，不正常了！不知道是不是想多了，还是咋回事，你最好把她接回家。"后来我才知道，一方面，那段时间发生的事情我都不记得了，精神确实出现了严重的问题；另一方面，他接到了市政府办公室主任的电话，市长批示上海同意接收治疗。那段时间发生的事情我都不记得了，直到生完孩子后，我才知道这些情况。

家庭、亲情

出生，全市第一例

最后，孩子还是生下来了。他长得特别漂亮，身体也健康。

家人知道我自尊心强，又好面子。后来，特别是我妈，她时常跟我说："我不跟你说话，你傻得很！"我说："你们经常说我傻，我哪里傻了？我哪里不对了？"我就问我妈："我真傻过吗？发生了什么事？"然后我妈跟我说："你从南京回来就不对了。你谁都不认识，不认识你女儿、丈夫。啥都不知道！吃喝拉撒，什么都不知道，大小便失禁。"我说："这段时间有多长？"她说："一个多月吧！"我说："万幸！我活过来了！"我是真的庆幸。我说："你这么一说，我还真隐隐约约有些印象！我每次看病的时候，我总觉得有人在牵着我的手。"我从来都不让别人牵我的手，包括我爱人。我没有这个习惯！那时候，我每次出门的时候都要牵着手，过马路的时候也要牵着手。我隐约还记得我去医院看病的时候，还纳闷为啥穿着我妈的花裤子？我穿衣服非常注意搭配，怎么能这样出门呢？绿色风衣搭配花裤子，这是怎么回事？后来回想起来确实有这个事情。

清醒后，我住进了上海的医院。住院的目的对我而言自始至终只有一个——引产！住了两天单人病房，一天200～300元。后来我住进了双人病房，不过一直是我一人住着，也算是单间吧！因为我涉及生产，要跟妇产科联络。这些事情我也都不知道。一天晚上，医生还跟我开玩笑说："可以叫你家人一起来住，照顾你还方便，地方又大。"我说："我又不是来旅游的！"

治疗了一段时间之后，接近生产了。那个时候我求生的欲望很强。但是我不出去，不和任何人聊天。因为我还是一直无法面对、无法接受这个事实。我不跟任何人说话，也不要家人照顾，因为父母也不容易，还要上班。那个时候我清醒了，也不傻了。我就每天一个人躲着，每天开始梳头，梳到上百、上千、上万次。那些日子，我就在想怎么办。我要自己身体恢复得好一点，多吃一点。每天告诉自己多吃一口，也许生的希望会大一点！

然后，有一天，医生告诉我："你要把这个孩子生下来。""为啥？我要引产。为什么一直不给我做？引产任何时间都可以做啊？！"我问："生下来？孩子肯定是有病的呀！"医生说："生下来之后我们再想办法。还有一种可能是生下就是死婴。"我想，既然引产的话，生下来就是死的呀！反正剖宫产和引产也没什么差别。

那天我还记得，医生让我10点钟进产房。我冲澡之后，稍等了片刻。进产房前我称体重，120斤。我就告诉自己，活下来的希望大一点了，达到我的预期目标120斤。当时什么都没想，医生说："你把他生下来，生下来是死的。"结果就真的生下来了！那个时候我的脑子还是不够利索，就傻乎乎地生下来了。怎么就生下来了？我发现孩子生下来是活的，不是死的，重五斤三两。那时候我就傻掉了！反正医生说生下来了，他们处理，那我就不管了。我也不想想这件事情。过了两天，医生说："你们要给孩子起名字。"我爱人也在，我们俩就傻了。我问："这个孩子不是你们管吗？"当时就是这样的想法。现在想想，当时我自己三十几岁的人了，怎么就长不大呢？怎么就没想过这些问题呢？我们两个人一个人都不起，起名字就相当于是我们的孩子了。我们从来没想过要生孩子，医生说生下来是死的，结果生出来一个活小孩！

生女儿的时候，我明明知道自己肚子里只有一个孩子，我给她起了十个女孩的名字，十个男孩的名字，还准备了五对双胞胎的名字，来迎接孩子的降临。而这个呢？不起！一个都不起！我爱人不起，我也不起！我们俩不肯起名字。护士说："不管怎么样，你们得起个名字呀！阿猫、阿狗也得叫呀！"这么一说，我们就傻乎乎地说："行吧！我来吧！"我就给他起了个名字。

又住了8天医院，这个过程中，我还是觉得我傻乎乎的。医生告诉我们："这个孩子你们得先抱回去。现在在给他用药，6个月之后，你们再抱过来，做检查。回去之后要怎么吃药……"我们俩又傻眼了。我的天哪，孩子不是由他们管吗？他们说生下来可能是死的，现在让我们抱着孩子回家？接下来还要面临哪些问题？我真不知道那段时间是怎么过来的。

刚开始我对这孩子没有感情，不能母乳喂养是常识，只能奶粉喂养。因为我身体不好，我妈他们照顾着。孩子特别懂事，晚上吃完奶粉，到天亮都不太哭，也不太闹，第二天早晨醒来就换张尿布。这半年，孩子跟我的爸妈住，说实话，他们付出了太多心血。看着小孩一天天长大，越来越可爱，我们特别担心他到底健康不健康。之前送人的那个想法变成了玩笑。我常跟父母说，但是不说什么原因，就是开玩笑说："我们把他送了吧！"我爸就说："你给我几百万元、几千万元，我也不送！孩子我养，不要你养！孩子上学费用我出，不要你出！"他们一直不知道这件事情。就知道这孩子太让人心疼了！我爸说："娃简直太漂亮了，结合了你们俩的优点。"当我爸说给他几百万、几千万都不送的时候，我就打消了这个念头。现在不想这件事情，我们最大的心愿就是希望他身体健康！真的，那段日子每天都揪着心。我想着他要是不健康，我该怎么面对？孩子将来成长在中国这样一个大环境，他该怎么生活，怎么学习？

他一个月长3斤，一个月长3斤，慢慢地长成一只"小肥猪"。6个月后，抽血检查，由于他太胖了，几个护士抓着都找不到血管。

最后由主任医生压住大腿根才找到了血管抽血。一段时间之后，结果出来了，医生告诉我孩子很健康。所以真的是，从傻呵呵地生下来到知道孩子很健康，那段煎熬的日子终于过去了，我们悬着的心才算是放下来。

多一个就多一个吧！现在这种情况就是万幸，万幸孩子是健康的！其他一切都不算什么了！自己经历的一切一切都翻篇了。我们两个都不再想自己是不健康的人了。我觉得自己就是健康的人，再也没把自己当作不健康的人对待。至于以后的事情，无论吃什么药，还是医生说"你们这种情况的病人，感染各种并发症的可能性比别人大"，我觉得都无所谓，无论什么都来吧！而且从知道得了这个病到这个孩子出生，原以为自己两三年也就完事了、了结了。但是在经历这么多事情之后，我了解了很多知识，包括对这个疾病本身的了解。久病成医，我也就知道其实这不过是一种普通的病，不需要大惊小怪，不需要胆战心惊，它就跟高血压一样，甚至发病的时候还没有高血压来得快。我正常服药，定期检查化验就可以了。

所以对我们来说，从知道这个孩子，到万般无奈被逼生下来，再到检查孩子是健康的时候，其他一切事情都已经不是事情了，真的都不是事情了！

至于当初发生了什么，我们后来了解到了。我们也对他们表示了感谢。这件事情也不能完全怪公卫中心。当时，为什么说接我们住院后来又拒绝了呢？这是因为那个时候公卫中心刚成立没多久，虽然是附属三甲医院，但是好多科室还不完善，直到今天，依然有很多科室不完善。虽然它作为独立的妇产科接受过HIV病人，但是从来没有对HIV病人进行生产／引产的治疗，所以妇产科那个时候没有生产／引产资质。它的生产／引产资质是什么时候办下来的呢？应该说还是我们作出的贡献！从我们这个孩子出生后，公卫中心的妇产科也陆续接受了其他感染HIV的孕妇，并且帮助她们做了生产和母婴阻断。

我们这个孩子是开创了妇产科的先例，是上海市第一例母婴阻断成功的案例。现在，治疗效果还不错，生出来的小孩都挺健康。

父母，儿女，朋友

我妈妈是去年走的，她走了以后，我就觉得压力特别大。大女儿不用操心，在外面上大学，小儿子去年（2017年）刚小学毕业，上预初一。我们两个的妈妈都过世了，原来这个家是由两个妈妈在照顾。爸爸和妈妈是不同的，所以我就要付出更多。

我的爱人一直在用帕金森的药①，现在他的帕金森已经是晚期了。我们接下来的日子就是坚持吧！坚持到哪天是哪天！我觉得我

---

① 帕金森病(PD)，是一种常见的神经系统变性疾病，老年人多见。运动迟缓、表情呆滞、肌张力增高、震颤是本病的主要临床特征。帕金森病是老年人中第四位最常见的神经变性疾病。

很好，活到60、70岁就差不多了，可千万别到80岁。我见到同学，我都不好意思！去年，我去金华，和以前的同学、兰州的老师、校长聚会。他们说："你依然这么精力旺盛啊，还那么年轻漂亮！"我说："啊，我还活得挺好？我都觉得不好意思了。"

我就是觉得一切都很无常，其他还挺好，剩下的日子就慢慢过吧！我的父母在不知内情的情况下跟我女儿说了实话："你妈给你生了个弟弟。"刚开始，女儿也不理解。为此，她跟我冷战了一段时间，不接我电话。

女儿那年中考，我特别担心，她就是死活不接我电话。我走的时候跟她说："妈妈去做个手术。"我打电话到家里，说："她老师找她有事情。"这才接了我的电话。我在医院里，说："弟弟的事，外公跟你讲了。但是具体情况你不了解，妈妈回去之后跟你解释。我很爱你！爸爸妈妈很爱你！不是因为想要生个弟弟，想再生一个孩子才生他。回去之后妈妈会把一切都解释给你听！你现在安心复习，准备中考。"回来之后，孩子也不知道我们的病情，那时候孩子才十岁。"妈妈，你不是说和我说去做手术的吗？你怎么生了一个孩子出来？是不是基因发生了突变呢？"我尝试着慢慢跟她解释，说："你看，生你的时候，妈妈做了什么样的准备？做了什么样的功课？培养21世纪的美人啊！如何胎教？如何取名？我做了很多充分的准备。弟弟却是这样一个生产过程！你想想看，在意你还是在意他？"我对女儿说："弟弟小，你先老，对吧？你现在觉得他好像有点闹、小不点一个，懒得跟他说话。你先老，他要叫你一声'老姐'。你先照顾他，将来你比他先老，他肯定会照顾你。你们要互相帮助。我们不在了，你们俩就是最亲近的人，对不对？像你这个年龄段的孩子都是独生子女，但是我们已经不是独生子女家庭了。有两个都不多，对吧？你妈妈很罕见！"后来女儿慢慢长大了，也知道了我们的病情。

我本来不同意告诉孩子，我爱人操之过急了，对孩子造成了不太好的影响。那时候，我们不是很懂，就觉得生了这个病，是绝症，肯定要死，而且很快就会死。其实它根本就不是这样子，太多的误解了！尤其是在中国这样的国情之下，我觉得太多人对它有误解！从2005年到现在，十几年了，我们一家人一起生活，他们都很健康。我知道该怎么做！我们一个桌上吃饭，我们除了用公筷，每个人都有碗，我们都是独立分开。这是我们家的习惯，在没有知道这个病的情况下，也是各用各的餐具。每人的东西都是独立的，现在只不过多了一双公筷、一只公勺，其他都没有变。我高兴了就去亲她，就去拥抱她，这些都无所谓，无论和家里的谁都是一样。在那个大家都误解的情况下，我爱人还是觉得他病得比较重，也就两三年的时间。所以在没有尊重我的意见，也没和我商量的情况下，他就突然把这件事告诉孩子了。

至于怎么说的，他没有和我讲，我也不再问了，但是不开心。我觉得，青春期的孩子比较敏感。她再有这方面的科学知识，或者把这方面的科学知识告诉她，她也是被动接受的。而且艾滋病这个名字以前都叫"爱死病"，有人误以为得这个病是因乱性所致。他这样告诉她，对她造成的心理上的影响。就算向她解释了，孩子也不一定能完全理解。他操之过急了，那时候就说："爸爸没几年时间可以活了，大概两三年吧。我希望你可以担起这个家。"他告诉一个城市里的、初中的、被当作独生子女养的、6个大人围着她一个人转的、蜜罐里长大的孩子，说："家要你来担当！我走了之后家里的事情你来承担。"是不是太早了？事实证明，直到今天回过头再来看，我认为他当初做的这个决定太冒失了，现在他也这么认为。这给孩子心理造成的压力太大了，结果导致孩子的性格比较内向。现在，她比较独立，不太喜欢与别人交往，但她是一个很善良、很正直、很仗义的女孩。别的女孩大三、大四谈恋爱，她就不屑一顾。我说："你把一切当作正常的事情来做，什么年龄做什么样的事！如果有合适的、彼此欣赏的男生，你不妨谈一场恋爱。没有什么目的，就是谈一场纯粹的恋爱。彼此抱着良好愿望，水到渠成，恋爱到彼此只想在一起，那就走到婚姻的殿堂！"她说："不行，我不会恋爱、结婚、生小孩。"她还问我："你们为什么要两个小孩？"我说："我为什么要两个小孩？我跟你解释过了呀，为什么要两个小孩。弟弟的事情都告诉你了，你应该清楚了呀！"她说："太累了！我不要生活这么累！我不会结婚！我不会生孩子！"我说："现在生活方式也都多元化了。怎么生活由你决定。但你要记住，在什么样的年龄做什么样的事情，你不后悔就可以了。你的一切决定，我们作为父母都会尊重你，不结婚也是一种生活方式。"我是抱着顺其自然的态度，尊重她的决定。只是作为母亲，我还是希望她能有自己的家庭生活。

我暂时不会告诉儿子，至于女儿将来会怎么做还不清楚，至少目前也不会告诉他。这小子特别爱看书，懂的知识特别多。有时候，他姐回来，会把最近书上看到的知识告诉他姐："姐，你坐着，我跟你讲讲关于月经的事情。卵子成熟了就会一个月来一次……"

科普类的书他看得特别多，喜欢课外阅读。关于这方面（性）教育，我希望他们接受一切科学的知识，所有知识都可以和他交流。如果遇到什么问题，包括"从哪来"，我也会和他讲，尽量用他能够理解的话，完完整整地讲给他听。我还会把在网上看到的各种漫画类的科普书籍提供给他。我一定会告诉他，他也能接受。

我妈妈是去年过世的。原来家里的事情全部是我父母承担。现在我爸爸身体也不好，只能让他到处走走。我爸妈照顾了我47年，我到48岁才开始独立，所以我没资格喊累。现在我和儿子说："外公外婆做了40多年，从来没有说过一个累字。我才做了一年，你得帮我，你要快点长大！以前妈妈有外公外婆疼，现在没人疼了。你要疼我啊！"

去年，我爱人把我们的病情全部告诉了双方的兄弟姐妹了。这

些事情都是他一个人做主，他有点大男子主义，事后才告诉我。我
说："你为什么这么做？你好歹尊重我一下？这是我们俩的事情。你
告诉你的兄弟们，我没说啥。你告诉我的兄弟姐妹们，那你得问
问我的意见啊！你为什么要这样做？"他说："我告诉我们的兄弟姐
妹，就是希望他们能谅解。我们的日子可能也会很艰难，尤其在照
顾父母这一块。他们将来要承担赡养义务，我们可能照顾不了了。"
他是这么想的。最后，说了也就说了，一切照旧！

他要悲惨得多

我朋友、同学只知道我身体不太好。相处好的同学朋友来过我
家。我的病如果我不说看不出来，除非看检查报告。但是我爱人就
很明显。之前他服用的 HIV 药物副作用是脂肪转移，原来脸上的脂
肪转移到了别处，虽然药物进行了调整，他再也恢复不过来了，后
来得了帕金森，疾病在他身上表现得特别明显。

我爱人从小学到大学一直非常优秀，都是班长，属于核心人
物。相比我而言，这个病可能是毁了他的一切。我本身就没有事业
心，就是典型的一天到晚多愁善感、有浪漫情怀、弄点小资情调的
小女人。他不是！他是那种典型的理工男，除了工作，就是两点一
线，不抽烟、不喝酒、不喜欢应酬，任何事情都不喜欢做。

他的经历要简单得多。他在 2005 年被查出来，当时查出来
CD4 是 300 多。2005 年开始服药，到 2008 年的时候又发现了卡波西

肉瘤[1]。卡波西肉瘤也是HIV感染者容易发生的一种疾病。我陪他在公卫中心做了切除手术。到现在为止，那边的科室依然不完善。假如要会诊治疗或者手术，他们会请医生去那里进行会诊，比如，华山医院、中山医院的医生们。当时医生说："卡波西肉瘤容易复发，最多大概三年寿命。"万幸的是，四年过去了，他没有复发。

但是，2008年同时，他开始出现手颤抖、脚站不稳的状况。他是设计师，工作量很大，并没有在意。他就想着反正年轻，工作重要，吃药稳定了，就不去想其他问题。当时，一切事情都明朗了，剩下就是慢慢接受它、消化它，以平常心去面对它。我们其他与正常人无异：上有老，下有小。孩子们要上学、升学，我们得面对这些问题。

然而他的状况越来越严重。从2008年发现自己颤抖，到2011年实在是太严重了，他还是不去看病。谁愿意去看病啊？谁都不愿意去看病！有一天，我看到《东方早报》上的一篇关于帕金森病的文章。我说："这个症状和你的特别相似，真的是几乎一模一样！"我逼着他，说："我带你去检查，你不检查不行了。"我就拿

---

① 卡波西肉瘤属于艾滋病指证性疾病，又称Kaposi肉瘤（KS），是一种具有局部侵袭性的内皮细胞肿瘤，典型病变表现为皮肤多发性斑点状、斑块状或结节状病损，也可累及黏膜、淋巴结和内脏器官。此病和人类第8型疱疹病毒（HHV-8）感染有关。根据临床和流行病学特点，KS有4种不同类型：经典惰性型、非洲地方性、医源性、获得性免疫缺陷综合征相关性。（源自 http://www.baikemy.com/disease/view/7850）

着这张报纸，挂了华山医院神经内科的号去检查，被查出来患了帕金森。医生问他："啥时候发现的？2008年到现在，这中间治疗了吗？""没有。""好吧！那你现在必须吃药，而且你的这个帕金森已经到了三期最严重的时候了。你延误了治疗！"帕金森的药比较贵，他用的两种都是进口药，是目前治疗这个病最好的药。因为他延误了治疗时期，等他服药的时候已经用到了最大剂量。

他也治过肝硬化，因为肝硬化住过两次医院。有一年春节前，他实在不愿意去住，也是我逼着他去，住了大概两周，还没好的情况下，自己签字，一定要出院。还有一次在医院住了两个多月，医生都说不太好了，我就请求医生说："你给他用最好的药，只要能救活他。"

所以，HIV这个病在他身上的反应比我严重得多。我想可能是因为学文科的人傻，心眼也少，啥也不想吧！我现在只想：孩子平安否？学习进步否？家庭运作正常否？属于我的工作，该做的我一定尽力完成、努力完成，我能帮的就帮一下。其他的我什么都不想。

他的帕金森症状越来越严重，以至于现在他不能长久地坐着。坐久了，他就站不起来，我得去扶他。我不在家的时候，他一个人不敢躺在床上睡觉，因为他起不来。春夏秋冬他都坐在椅子上。他会自己照顾自己，吃帕金森的药，吃的次数不知道，反正挺频繁，他自己调整。

药效发挥作用有周期性：当药效达到峰值的时候，他的状态就好，可以自己走；当药效进入衰减期的时候，他就没有状态了。他坐在那里，不像我站起来立即起来了，他站不起来。在床上躺着睡觉，他要下床下不来。怎么办呢？他就想办法把被子弄到床下，我一秒钟就把被子踹到地下去了，他要用很大很大的力气把那床被子挪到床底下。他再想尽一切办法，用尽全身力气，让自己滚下去，滚到这个被子上，再想办法慢慢站起来。这个过程没有半小时、一小时都完成不了。从起床到下床再到站起来，他现在所有的事情都要我替他做。上床时，我要帮他脱鞋子、脱袜子，我再扶着坐到床上，托着他，问："正面？仰面？侧面？向右？向左？""向左。"向左我托他屁股，然后把他腿推过去，再弄过来。晚上他要上厕所，我就过来把他从床上弄起来，然后给他穿上鞋，扶着他去。这会影响睡眠的呀！我说："你看我都老了！"我这个人本来不容易老，今年才48。但是我说："你看看这几年过得越发沧桑了。如果没有这个疾病的话多好！"我这两个眼袋特别深的原因是：晚上我自己一个人睡觉，我一夜到天亮，不用上厕所；但他不行，长期用药，尤其是帕金森药，导致他的肾功能越来越差，尿频尿急，所以他半夜要上两次厕所，要翻身四五次。也就是说，他睡多长时间，我就睡多长时间；他起来，我就得起来；他醒，我就得醒；他要翻身，我就得给他翻身。到这种地步，所以我睡眠严重不足，神经衰弱。怎么办？我只能自己调整适应。

2006年，他已经经上海市劳动能力鉴定中心鉴定为完全丧失劳动能力，在街道办了退休手续，退休比较早，工龄很短。直到去年，他还在做一些事情，会接私活在家里做设计，因为这个家要他撑着。我跟女儿说："本来是一个，现在是两个，要把你的那一份分出来一半。不过放心！没准哪一天我们俩都能挣大钱。"他完全丧失了劳动力，办理病退后每月两千多元工资，其他收入来源是私活。但是随着这个病情越来越严重，他已经不可能接活了。

他身体越来越消瘦，现在175 cm的个子只有100斤。他坐也坐不住了，坐一会我们让他站起来活动活动，手也抖。按理说他正是年富力强的时候，但是该放弃的全部都放弃了，他不得不放弃！因为他做设计，要到现场服务，可能要去广州、深圳、青岛，他这些都做不了，包括旅行。今年暑假，我还带着他爬了两座海拔1 500 m的山。我说："我在！你下去，我就下去。"我牵着他。不能走的时候，我倒退着在前面牵着他的手。最严重的时候，我牵着他走了两个小时，他才慢慢缓过来。生命就在于坚持！"不要紧的，剩下的事就交给时间吧！"

我们现在都挺好的，真的都挺好的！现在唯一的愿望就是他能坚持得长一点，再长一点！因为我跟他说："有你在，这是一个家；有你在，孩子有爸，我有丈夫，是一个家！就算你什么都做不了。你现在不能教育孩子、不能辅导他做功课、行动不方便……不管怎么样，有你在，我心里觉得踏实和安慰。你也不想过早地让孩子没有爹吧，只要你不泄气，无论我做多少，我保证不说一个'不'字！我决不喊累，只要你不泄气！我都可以做。"

他最近跟我说，让我不要上班了，来照顾他。这是迟早的事情！但是我希望能再晚一点。一方面，我上班收入不多，但好歹有一份收入。我也独立自由一点。另一方面，我们两个人都不上班，在家大眼瞪小眼，完全靠我照顾他。这样我心态可能也不好，对他也未必是好事情。我会适当逼着他去做一些事。例如，有时候，我实在困得不行，我就一脚把他"踹"到床边，让他自己起来上厕所。我说："行了，你可以自己去。你慢慢地、慢慢地，需要的时候喊一声。我就不下床了，我就赖一次！"昨天晚上，我赖了两次，我把他踹到床边，把他扶起来，穿好拖鞋，和他说："你自己去吧！"等他回来的时候，就他上厕所的那一会儿工夫，我已经坐在床边上睡着了。他不像健康人上厕所会很快，没有几分钟他出不来，所以我还是睡着了。我说："我睡着了！抱歉！抱歉！"我赶紧把他扶上床。

坚持就是胜利！不怕的！我们都已经超过了自己的预想，还有什么可在意的呢！

留给孩子

因为我是文科生，有写日记的习惯。几十年了，从小学开始，包括他给我的情书都留着。不过，我把儿子出生部分日记都撕了。

生孩子的那段日子，我竟然一次次活过来了。前面的东西都不用留给他，不想让孩子们背负太多，了解了就可以。这段文字我怕孩子看到，误以为我不要他，想把他扔了、送人、不愿意取名字……这些我都在日记上写了，但我不敢留下来。出院后，大概一两年，我就把这段全都给撕了。我怕他知道，我曾经不要他。这会让他感到难过。

另外，我觉得也没必要留了。因为孩子是健康的，那段时间挺过来了。我觉得不容易，但是挺过来了，就觉得一切其实挺简单。当时的种种原因，也许是公卫中心有难处吧！因为在我之后，所有感染HIV孕产妇都可以得到治疗。她们不必像我那样，要辗转到外地去，每天都面临着"我今天有可能是最后一天"的感受。去南京的时候，虽然也是三甲医院，可是医疗条件和医疗水平根本没有办法和上海比，我和我爱人都感觉我肯定会死在那里。我跟自己开玩笑说："我可能会成为金陵十三钗！"所以走过来之后，我就觉得其他事其实都很简单了！现在，我是家里唯一的劳动力，如拿药、把公公买回来的菜我做成符合孩子口味的饭。家里的事做出合理安排就可以了。其他就是我爱人搞定，他肩不能扛，手不能提，走路也不行，所以就在网上搞定他能做的事情。

我给孩子留下来的是《东方早报》的系列报道，一年一次，全部都留下来了。我原始的一些资料也给他们留下来了，有一天他们总会要清楚一个事实，而且我也觉得很多事情要让他们直接地、科学地去面对，不管是疾病本身，还是他们今后自己要过的生活。

工作、生活

工作，徒步

就那样病恹恹的日子，我也一直在工作。生完孩子，2007年我就开始上班了，一直到今天，没有停下来。我为了照顾家，想找个离家近的单位工作。我爱人的同学就让我在他开的公司工作，他知道我是感染者。

这个同学是他特别信任的朋友。他依然没征求我的意见，主动告诉他了。我也很不舒服，刚开始我还是觉得特别不舒服。因为我自己都接受不了，他为什么要去告诉别人呢？

首先不说别人，通俗一点讲，我面子上受不了。即使我是无辜的感染者，我依然接受不了。我说："你为什么要这么做？"他说："我还是因为一开始的那种恐慌，和告诉女儿的心理一模一样。我怕自己活不长了。"他知道我负担不了这个家。我长这么大，我一个人不敢坐火车。我一个人真的不敢坐火车！我有一颗狂野的心，经常希望旅游，但就是不敢一个人独自行动。我好像是拉着父母腰带长大的一样，认识他以后就跟着他走。他就想拜托兄弟照顾我。

他想着我们俩就是这两三年了，孩子真的很小，给老人带，我们不忍心。直到今天老人们也不知道，老人真的不知道！因为我们不想让老人操一点点心。所以他想拜托兄弟，万一他不在了，帮着照顾一下孩子们就也是出于这种考虑。我说："你看这些年我领了你同学那么多钱！我都不知道怎么还，也还不了。过意不去啊！"

他的几个同学真的非常好！逢年过节他们都会来家里给孩子钱。他几个同学都知道，他们都挺照顾我们家。"没事！就算你们不在了，孩子也长大了！我们还是会照顾他们，不会不管！"我说："没事。孩子长大了，自己独立就好了。"看着现在这个样子，我说："我还活着呢！我要活到60岁！再过两年我就办退休了。很快了！"所以现在还挺顺利！

我跟儿子说："儿子，期末考试结束，我带你去旅行一趟。"一天的小旅行，我们去山里。有段时间我经常带他去山里徒步，走20多公里。以前去过两天，但是两天就要住一个晚上，我爱人坚决反对，提出了抗议。他说："不行！晚上我需要人照顾。"我们就早上4点半起床，5点钟出发到山里去徒步，晚上八九点钟回来。不过我们有段时间没去了，这段时间儿子和我不"搭调"了，他说："没关系！你可以一个人去，把我放家里就行。"

我现在的生活圈非常窄。一方面是我们俩的性格。我们俩性格比较安静，在家里小区散散步，做自己的事情。我喜欢阅读，看看书。平常上班五天，双休日在家就是收拾房间、打扫卫生。平时我没空陪他，周末我得陪他散散步，不然他要有意见。其他就没有时间了，我哪里还有时间交新朋友，那是不可能的事情。我们的圈子在这里摆着，本身性格也是都喜欢安静。再加上生病的缘故，他原来有很多工作关系，都主动推掉了，慢慢地圈子就越缩越小。另外，我们也怕打扰到别人。所以这样也挺好！也符合我们的性格，自己找些事情做就可以了。

生活中，我们不倾诉，全部自己消化。从知道感染HIV之后，我们都是两个人共同面对，决定所有的事情。心情不好的时候，我们也是自己解决、自己面对、自己调整。

我是一个心很宽的人。不去想！用他爸的话说："你咋什么都不想？什么都不考虑呢？"不考虑！我只知道过好今天，明天还没有来，过去的都已经过去！我就过好今天，明天还能看到第二天的太阳，我就觉得很好！过好当下，珍惜眼前。

什么病都得过……不好意思我还活着

我怀孕以前身体一直非常健康，产假5个月后就正常工作上班。没多久，我身上开始出现各种各样的症状。当时我们什么都不知道，被蒙在鼓里。最初是从皮肤开始，各种皮肤的毛病都出来了，身上出现红色斑点，从四肢开始，脸部、颈部，全身都是，不知道是什么毛病。既然是皮肤问题，我就去皮肤科检查吃药。那时候，我在年轻爱美的年纪，也算是个大美人，在学校刚上班没几年，再加之，我也是家里的宝贝女儿，爸妈说："你不要上班了，休假。"另外，我那个样子，我也不好意思再站在讲台上课。这种情况下，我肯定无法上班了，就休假了。

那两年我全都用来治病了，我一直用治皮肤病的药，辗转在各个医院的皮肤科，我身上就是起疹子。我爸用蛇皮袋给我装中药回家，我大概吃了两年。

1998年我爱人因人才引进计划，我们来了上海。我开始在上海的医院看皮肤科、吃药。皮肤科用芥子气（战争的时候是毒气）治疗皮肤病，在那里治疗了好几年，终于有所缓解。有的时候重，有的时候轻，但"皮肤病"一直都在，真的是非常痛苦，但是不知道什么病。

其实，这期间我什么病都得过了，不只是皮肤病。一场普通的感冒，别人一般十天、半个月就恢复了，我是没有三四个月不见好。我还得过肺炎，查出来的时候已经是要命的状态了。我爱人和我说话，我必须要把嘴巴张开，使劲把它撑开，否则我根本听不见他说什么，然后闭嘴再使劲撑开，才能听到他说的第二句话。我会身体抽搐，尤其腿抽搐。妇科炎症，像尿路感染，什么病都得过！免疫力特别差！当时我就在想自己身体真的差到这种地步吗？感觉是快死的节奏了，我还是不知道原因。

2000年11月1日，装修完在上海的第一套房子后，我已经筋疲力尽了。我说："我去朋友家借住三天，休息一下。"接着就生病了：肝硬化，肝腹水使得腹部有5个月大的样子。

我从来没有生过肝病，也没往这个方面想。治疗过程很复杂，在医院内科看，医生通过尿液化验诊断是胃病。我告诉他："我没有胃病。我不是胃病。我们家也没有这种胃病史。"他说："肯定没有人天生有胃病，都是后来得的。"我说："我不会有胃病。"结果，我就这样吃了半个月药。我真的是急了，一天同时挂了三科，我一定要查出来究竟得了什么病！

查到第二科，医生问我病症的时候，我就说："我感觉肚子里有一个球！每天在家按摩、跳跃、运动并不疼，可是我一吃东西就疼。"医生让我去做B超。检查结果是肚子里有大量腹水。我被告知是原发性肝癌！因为这个，我在医院肝脏科住了28天。面对原发性肝癌，我们两个人真的是抱头痛哭、崩溃了。我觉得我真的要死掉了，从那天开始我就在写遗书。我想：我就只有这么一个女儿，才4岁，刚来上海半年，怎么办？所有的事情都要交代安排。我一边治疗，一边在床上写遗书、写日记，一点一点地交代：孩子成长过程当中可能要面临的问题，需要怎么解决，需要怎么面对。28天后，医生说："你的病控制住了，你出院吧！接下来，你要去其他医院看外科。看他们怎么治疗，你要咨询他们。"

于是我出院了，出院之后的半年，我不断地跑上海各大三甲医院。那段日子也是崩溃到极点，我才来上海半年就发生这种事情。我们两个人毅然辞职，我从学校辞了职，他从设计院辞职。现在想来，也许我们不辞职，可能也就没有后面那么多事！但是一切都是相对的！我差不多四点钟起床，我妈陪着我去医院。我就觉得我应该没有多长时间了吧！我就想："再给我三个月吧！"三个月过去，好像没有什么事情，而且我的指标在下降。就这样我和我妈跑了半年医院，真的吃了不知道多少药。每个医生说法都不一样：这个医生说给你切肝；那个医生说给你切脾；又一个医生说，"你要做手术的话，你可以来找我。我可以找到肝源"。反正真的经历了很多！治疗了半年，各项检查指标，尤其是肝癌主要指标AFP①在下降，从大于 2 400 到小于 5（小于 5 已经是正常范围），到后来检查不到。跑了半年，花了不少钱，而且我是全自费（我买断了兰州的工作，这里还没找工作，也就没有收入和福利待遇）。面对昂贵的费用，我自己做决定，和我妈说："不想那么多了！其他药我也不想吃了。该吃的药，我正常吃。给我一段时间，这样跑太辛苦、太累了！"大家都累，我在精神上也做了调整，我觉得与其这样不如顺其自然地面对吧！后来变成吃西药阿德福韦，现在也是治疗 HIV 的药之一。再后来，这个检查指标完全正常了。之前医院的医生跟我开玩笑说："我觉得你承受能力蛮强！"我这都是历练出来的。自从

① 甲胎蛋白（AFP）基因位于 4 号染色体长臂 11-12 区，调控区包含启动子、沉默子、增强子，是由 590 个氨基酸组成的糖蛋白(170 kD)，属于胚胎性蛋白，是诊断原发性肝细胞癌的重要特异性指标。总 AFP 含有三种组分：L1（存在与肝炎和肝硬化中）、L2（卵黄囊肿瘤和孕妇血清）和 L3 片段（HCC 细胞特异性片段）。

被医院告知我是原发性肝癌的时候，我就买了很多这方面的书，包括饮食、营养、锻炼，我都会看。他说："根据这些状况，你不是肝癌我的名字倒着写！"半年后，各医院检查下来指标全部正常的时候，我又找到了这个医生（因为在他这边也治疗）。我说："这些是我的最新检查报告。显示指标都没有问题，也不是什么癌症。"他说："那之前指标怎么解释呢？当时肝癌指标AFP为什么那么高？可能只有一种解释，就是你在肝炎急性爆发阶段，导致了肝癌指标AFP错判。"

未来与展望

一辆宝马的钱

鉴于我们家的特殊情况，街道给了我们低保。因为我们住商品房，家里人均住宅面积超过了标准，按规定不可以办理低保。

我们用药的费用非常高。早年来上海之前，我买断工龄，才拿到2万元。有一次，他同学问我："这些年你吃药花了多少钱？"我开玩笑说："你看一辆宝马车多少钱？"

吃药、生孩子全是自费。公卫中心之前说生孩子的钱他们报销，然而并没有。我儿子上幼儿园大班的时候，出了一场车祸，又花了6.5万元，一分钱没有报，也是我们全自费。因为那时报了交通事故，由肇事者承担责任。

　　那次我们去黄山旅游回来，离家还有半小时出的车祸。我电话里跟我妈说："我们还有半个小时到家。"她说："哦！"结果我们还没到家就出了车祸。直接进的医院，15天之后我们才回的家。我儿子的腓骨等全部被压断，打了两块钢板，直到一年后取出。肇事者是外地人，没钱。我爱人气不过，他说："我们要为孩子争取一下权益。就算争取不到权益，我也要出口气。"之后走了诉讼程序，一分钱没赔到。他说："医疗机构说了，如果我们没有报交通事故，当作正常的疾病程序走。我儿子还是可以享受医保，可以赔付95%。"上海的小孩都有这个保险，但是因为交通事故肇事方承担没办法由医疗保险给付。

　　这几年真是多事之秋。前年我妈妈查出来癌症，在医院做手术花了20万元，他们当时有退休工资，报了大部分，自己承担了5万元。

平淡多好

　　这些药费、治疗费，全靠他之前拼命干活赚钱。这个就是人生经历吧！有人开玩笑说："你怎么不去告他们？""告谁呀？"我问。特别是肝癌诊断报告，因为这个诊断，我后面经历的心理的种种伤害，尤其是对我家人和父母（父母和我们一起生活，母亲去年才过世的），对他们打击非常大，是那种精神上的、看不见的打击，他们不会说。我觉得这有啥说的呢？自己的经历罢了。因为这个事情，原学校校长带着工会主席从兰州过来上海，看我这个买断工龄、各方面还算出色的一线教师，还带来了学校捐款。以至于后来见面，我真的很不好意思，我说："真的是不好意思！到现在还没有死掉，我还活着，还拿了各位同仁的捐款。我都觉得我说不过去。"这是开玩笑的后话了。后来他们也会不时地打电话问情况，我说："好着呢！肝这方面没病了！"

林的故事

感染者：林（云的丈夫）

林： 印象最深的就是2005年了。2005年，她住在医院。我正在上班，她打电话叫我去。我问："什么事？"她也不说是什么事。我就急急忙忙地赶到医院，医生就在那儿等我，抓着我就给我抽血。我很惊讶地问他："怎么回事？"他也不说。我问："我是不是得了什么传染病？"那医生还是不吭声。然后我问："什么事啊？伤寒？霍乱？"他只说等化验结果。当时，我已经感觉到有可能是感染HIV了。我感觉肯定不好，在去医院之前有想过可能是感染了HIV，但是感觉又不可能。然后，我带着紧张的心情回了单位。大概一周后，公卫中心打电话叫我去，给我那张单子，一看还真是！

那个心情……作为一个大男人，我在公卫中心就忍不住痛哭了！唉！这个印象最深刻！然后就是怎么就医的问题。

云：怎么就医的问题基本上都是他在解决。

林：她住院闹得要跳楼，没办法，医生就叫家属陪床，要24小时陪床。

云：我后来和他们说了。我说，你们不用看着我，你们放心，我不会跳楼。我若真想跳，你们也拦不住。护士就让我妈盯着我。其实，我若真想死，你们谁都拦不住。

林：我就下班去医院，就尽量开导呗！就说现在什么事都没结果呢，还是坚持治疗吧！

云：我都不记得了。医院提前叫我把出院手续办好，说晚上有车来接我。结果车没有来。有这样骗人的吗？太失望了！

林：最后就被医院这么稀里糊涂地赶了出来，真让人感到绝望。然后，公卫中心又不接收。区疾控中心确实很好，给我们提供了不少信息。等了一个月，还是什么消息也没有。没办法，我就说，要不到南京吧！

云：主要是我要引产。我们的情况都跟他哥哥说了，说我面临着引产问题，上海不肯接收。

林：她当时CD4只有8个，不引产的话，她的小命都保不住，再加个小孩的命，说没就没了。我哥就说那来吧！可能他也问了一些人，说应该可以。然后我们就去了。那段时间真的很悲惨！平时我上班，周末就去南京。

云：一直到我抑郁了，对吧？那段时间的事我记不太清楚了。

林：你在南京的时候，大概是 8 月底，我接到上海市市长办公室打来的电话，说公卫中心可以接收我们住院。我就犹豫是在南京看，还是回上海看？当时南京说做了引产。

云：南京是做了引产，半夜大出血，吓死我了！

林：引产没成功，医生也没有办法，因为她的各项指标都到了崩溃的边缘。

云：我需要经常输血，不知道输了多少血！

林：医生不敢用药。

云：是不是他们当时没有信心剖宫产把小孩弄出来？

林：医生根本不敢剖宫产，只敢用药，用药又不敢用得太猛。妇产科不行，就把她转到感染科。感染科的铁栅栏和笼子一样！

云：我感觉医院的医疗条件、设备等各方面都让人不放心！当时我们俩觉得肯定会死在那里。感染科医生就说，先吃药，先进行抗病毒治疗。

林：去南京前，她已经吃了四五个月药了。我看不能再拖了，就同意医生的意见，吃了一种抗病毒的药。

云：那时候一瓶药要 1 800 元，都是自费买的。

林：就这么撑到了 9 月中旬。

云：大哥给你打电话了，说我傻了？

林：没有。好像是我的感觉。

云：你也感觉我不对了？

林：你不接我的电话！我要大哥去看。我哥去了，说没什么，状态还正常。

云：目光呆滞？

林：没有。

云：我记得你说我目光呆滞，答非所问。

林：我不放心孩子，周末才去。周末去了，那时候她基本上还正常，但是感觉有的地方跟平常不太一样，感觉精神状态有点问题。当时就决定出院回上海，回来先在家里待着。她失忆了，家里人谁都不认识了。我带她去公卫中心，她都记不得，什么都不知道，那段记忆是空白的。去了好几趟，去他们的妇产科、感染科，也不是太顺利，又做了各项检查，最后才同意开了住院单，终于住进了金山的医院。

云：谢谢，还是你救了我！

林：那年的8月，我得了乙肝。

云：2003年，他住过一次医院，因为到上海后工作太累了。他拼命地干活！拼命地做设计！我们想在上海站稳脚跟也不容易！真是没日没夜地干，经常加班。

林：2005年遇到这件事。8月份查出HIV，她又那种状况，我就不治了，扛着！

云：他就扛着!一直扛到春节我出院了，他的病越来越严重，还没有去住院。

林：我扛到她出院，换成我去公卫中心住院。2006年，刚开始住院的时候，我的CD4从三百多掉到了两百多。医生说，300以内可以服抗病毒的药了。[1] 当时药还不是免费的，只有试验性、选择性的少量药物。医生就把我纳入了免费名单。刚开始吃的药副作用比较大，我这么瘦就是药物副作用导致脂肪转移的结果。然后就到春节，大年三十前一天……

云：还没好呢，他非要出院。

林：医生叫我住到春节以后。我说不行，一定要出院，在家里过春节。出院之后，我的精神状态也不好，在家歇了半年。这么折

---

① 被访者于2006年开始用药治疗，符合《国家免费艾滋病抗病毒药物治疗手册》（第1版）的规定。2005年出版的《国家免费艾滋病抗病毒药物治疗手册》规定，无症状的HIV感染者以及CD4计数>200 cell/μl且不满足任何特殊标准的病人不应入选抗病毒治疗。2008年1月出版的《国家免费艾滋病抗病毒药物治疗手册》（第2版）修订了成人/青少年抗病毒治疗标准，除保留CD4<200 cell/μl外，对200～350 cell/μl的患者在符合一定条件时也建议开始治疗。2012年出版的《国家免费艾滋病抗病毒药物治疗手册》（第3版）对成人/青少年抗病毒治疗标准由原来的CD4<200 cell/μl提高至≤350 cell/μl即开始治疗，并对CD4在350～500 cell/μl的患者在符合一定条件时也建议开始治疗。2016年出版的《国家免费艾滋病抗病毒药物治疗手册》（第4版）建议所有HIV感染者，在知情同意以及做好充分的治疗咨询前提下，无论WHO分期和CD4计数水平如何，均可接受抗病毒治疗。2016年，《国家卫生计生委办公厅关于调整艾滋病免费抗病毒治疗标准的通知》规定，对于所有艾滋病病毒感染者、患者均建议实施抗病毒治疗。

腾，就辞掉了工作。

问：2006年你就辞职了？

林：嗯，住院前就辞职了！要不然，遇到这个事，这么折腾，单位肯定会有人知道！

问：所以，单位里没有人知道你生病的事？

林：对，不可能让他们知道！现在整个社会的接受度还好一点，那个时候根本不可能接受。住院了，同学要去医院看我，我都推掉了。但有一个很要好的朋友一定要来看我。我就和医生打了招呼，把床头写着艾滋病的卡、红丝带符号，都给换了。我一看这家医院楼前、楼后也没有标志，我就跟他说，我因乙肝住院。他也没有发现什么异常。

云：你看的书比我多呀！你应该比我了解HIV这个疾病。你怎么这么不科学？

林：之前读大学的时候，我看到过零星的信息，什么资本主义、什么腐朽生活，对HIV都是这种概念，是西方性自由造成的。所以，谁能想到输血啊？现在回头想，其实这个病也没什么！

云：就是一个"慢性病"。

林：当时压力可大了！2006年出院，养了半年多，身体状况好了一点。我就出去拼命工作，就想利用这几年，把房贷还掉，给孩子们攒一攒生活费。可能是那几年太累了！

云：2008年是不是还做了卡波西肉瘤切除手术？

林：精神压力大，工作压力也大！像这个帕金森可能跟这些都有关系。我当时跟同学说了这个情况，交代了后事，就想着活不了多久。我那种状态，就想好公布出去了！我就跟我一个同学说了。

云：结果没想到这个同学承受不住！他说这件事情太大了！他一定要找人跟他一起分担。

林：因为我想这个病活不久，也就两三年、三四年的时间吧！

云：他就和他最好的大学同学说了。他本来想着万一人突然没了，家里孩子成长过程中有需要，同学可以帮助照顾一下。

林：我不是指望他们照顾。我是想哪天人突然没了、走了，人家会觉得很意外、很惊讶、莫名其妙！所以我就跟我一个同学说了。我告诉他，就是想找个同学交代后事。

云：2008年他就开始有帕金森病的征兆了，手开始不自觉地抖。

林：这些和免疫力都有关系。

云：结果我们还活得很正常，命这么硬！

林：这病不吃药肯定早就不行了，吃了药就是个"慢性病"。当时想，我们大学同学在上海的有八九个人，突然没了一个人，他们肯定要刨根问底呀！我就跟那个同学说，哪天我不在了，把这些真相告诉其他同学。我那个同学没扛住，心理上接受不了，又告诉了其他同学。一个传一个，最后大家都知道了。当时工资还不高，一个班30个同学给我捐钱，当时总数大概5万。现在感觉不多，在当时还是比较多的。所以给同学添了不少麻烦。

云：你是心理压力大，同学帮你捐钱。现在我们都不知道该怎么还人情。人家这么照顾我们！我呢？当时被医院误诊为癌症，被学校知道了，发起捐款给我治病。导致我现在，没死掉还感觉对不起他们。

林：帕金森，神经内科医生问我是不是脑子受过什么打击？被撞过，或脑震荡？我说没受过打击。回头想想，精神打击也蛮重的，可能跟这个精神打击也有关系。从她住院，到我查出感染这个病，我脑子里白天黑夜就像播电影一样，各种场景都设想过。当时我都觉得自己得了幻想症，除了工作思想能集中一点，闲下来就会胡思乱想，有点恍惚。其实真的用不着！现在为什么一查出来就要告诉病人？那就是希望他们啥也不要想，就想这是个慢性病就可以了！

云：心平气和地去面对。然后，按时服药、检查，就可以了。

林：我现在的CD4是400多。

云：现在主要不是HIV的问题，是帕金森对你的影响特别大。

林：现在是帕金森晚期了嘛！

云：没事，有我呢！但我希望，我走在你前面。不然到时候谁照顾我呢？我不想麻烦别人，也不想麻烦自己的孩子。所以在想，走的时候，咋走呢？还是吃药吧！

林：我的帕金森病物理理疗会起作用。我看过美国的报道，理疗康复能起作用。帕金森病的关键是大脑神经不分泌多巴胺。多巴胺是指令的载体。原来想做什么事情是通过神经传达指令到四肢。没有这个传导物质，手脚就不听指挥了。一旦不吃药，手脚动都动不了，就跟面团一样。

问：你怎么会决定将感染HIV的事告诉你爱人的家人呢？

林：就是她妈妈知道，她爸爸都不知道，她的姐妹是去年才知道的。因为她妈妈过世了，她爸爸从来不干家务的。

云：我爸打扫卫生、买菜，不做饭。

林：不做饭。本来她妈在的时候，家里的事我基本上不操心。就我这样我也做不成饭。所以老人有误解，觉得我日子过得太优越了。我手脚动不了这事和他沟通确实有代沟。我跟他说我有帕金森，他也不知道这个病。所以我也是没办法，才告诉她妹妹们。

云：那你好歹尊重我，提前跟我说一声，不能私自做决定。

林：跟你说了，你不同意呀！

云：我不同意，你多少也尊重我一点！我们俩也有代沟。

林：我就告诉她两个妹妹，希望她们承担起责任，老人该到她们家去养老，就到她们那儿去养老。

云：他有太多事要操心，尤其是自己身体状况不好的情况下，他有太多的担心，对子女的担心，对家庭的担心，对老人的担心。

林：因为我也是看她扛这个家快崩溃了，脾气都变暴躁了。工作的事，家里的事，我感觉她快崩溃了。

云：家里的事情，我妈走后，全由我做。比如，哪里脏了，他能看见，但他不能做；老人看不见，老年人年纪大了。他没有那个心思了，他能给我菜买回来，已经很好了。所以我又不近视，看见了，脏成那个样子，简直不能忍受！我又不能指望别人，小的小，老的老，弱的弱。我是唯一一个"健康"的人，但事实上我也健康不到哪里去。就是这个样子，我真的很累！早晨起不来，原因是要照顾他。如果晚上让我睡一夜觉，我肯定能起来。

林：做饭、干家务、买菜！人会扛不住。我担心她扛不住，所以才告诉她的妹妹们。

云：但是这并不能解决问题，你知道吗？远水救不了近火。你就算告诉她们也解决不了这些问题。日常生活问题还得自己承担！今年太累了，我就得了亚急性甲状腺炎，也是免疫系统的疾病，现在正在治疗，已有两个多月了。它属于免疫并发症。医生说你要调整呀，不要太劳累。不劳累是不可能的！

林：没办法！小的还没长大，老的老了，跟他们说啥也不懂，懂了也帮不了忙，年纪都大了。人到中年都得扛起来了！

云：牛奶你都拎不动，还扛呢！

林：我现在状态不好的时候啥也弄不了，插电蚊香插头，一弯腰，人就趴在地上了。

云：我们趴地上，随便就站起来了。让他站起来，太难了！

林：刚开始还觉得自己能行的！摔了几次跟头，才知道自己真的不行了：在厕所里摔倒，撞断了晾衣架；在房间里摔倒，头撞在大理石窗台上，还流血了；坐公交车的时候，有一次没站稳，一下子摔倒了，腿被撞烂了，三四个月后才好。现在我啥也干不了，只能一个人坐着。

云：现在他是慢动作，动作一快就摔跟头，平衡能力很差。

林：现在状态就不行了，已经硬了，起不来了。我只要手抖就说明状态不好了。

云：状态好的时候，他可以走动；状态不好的时候，他只能坐着。所以，我不在家的时候，他中午从来不在床上睡觉，就坐在房间的椅子上打盹儿。双休日的时候，他才可以到床上睡午觉，药效也就差不多维持两小时。

林：我吃药后约一个小时，才会感觉好一点，而且不能一直坐着，一直坐着最后状态出不来。我已经产生了耐药性。这个药不太起作用了，要有状态就要来回不停地走。

云：但拐弯对他来说是很痛苦的事情。他平衡能力差，所以拐弯会容易摔跤。

林：这个药是进口药，目前没有其他更好的特效药了，或者目前还没进来。药量也不能减少。我想着，既然毛病这么多了，基础病HIV都有了，其他各种病来了，那也没什么可怕的，大不了就死了。我都跟她商量好了，大病我是绝对不会去医院看了。我们要把钱留下来，我们犯不着再去折腾了，再折腾，自尊心也受不了。去年她大脑里有个瘤，良性的，她讲了吗？然后去医院，当时就考虑动手术，我们就得跟医生说得了HIV这个病，医生说要去上报卫计委，需要的话，可能还要请医生会诊。金山根本就不可能做开颅手术。

云：现在不疼了，没事了。我又去金山住了一个星期的医院。医生叫我查这个查那个，查下来什么都没有。这个病怎么治也不知道，怎么办？他们也没有专门的科室，治不了。后来我想算了，我也不疼了！医生说要不然你就先出院吧？出院了之后定期检查、复查，有什么问题到时候再说。也只能再说了！我跟医生说，反正不疼了，出院吧！出院了我也不管，我才不查呢！

林：一是自尊心受不了，二是费用也不少，还要请专家会诊。

云：真要有事，我绝对不做，坚决不做！

林：其实帕金森也可以开颅装芯片。医生这么跟我说，我只能笑一笑，那是不可能的。

云：对，大病说来就来，我们不会去做这种无谓的事情。

林：这钱是我2006年出院，拿命挣的钱。我有两个孩子，我要把生的希望给他们。不再在我们身上花费了。有时候开玩笑说，我们可以采取其他治疗方式，包括她脑部的肿瘤，不过我们也不会再做手术了。

云：去年他就跟我说了。

林：我这个病跟这个工作有很大关系。我一天忙起来十几个小时。我坐在电脑前，一天在家没人倒水的话，杯子里早上是这么多水，晚上还是这么多的水，而且经常熬夜到很晚。那时候可能是太累了，工作久了，脚就麻了。最后，帕金森的毛病就来了，脚就没有知觉了，这可能也是很重要的诱因。这是我豁出命挣的钱！要是再来个大病浪费掉，没意思！

云：我反正是赚了，活了这么多年没死掉。我觉得你可能亏了，你是正儿八经要干事业的人。

林：对我们来说，遗憾的就是，这种生活质量太低了，就感觉从我得知感染了HIV之后，一直在跟命运抗争，一直感觉压得喘不过气！这是比较遗憾的！所以我就想跟病友说放松点，犯不着，照常工作生活就行了。

（帕金森药效过了，林的身体开始僵硬不受控制，不得不中断访谈）

这是查出HIV之后发生的事情，所以我觉得我自己的故事真是没有断过。年轻时觉得这一生回忆起来不能太平淡，生活要有一些色彩，还要有一些丰富的经历，人生跌宕起伏才有味道。当自己经历的时候才会知道平淡多好，平安多好，平静多好！

——云，2008

老了怎么办

基础信息

感染者1（匿名）：老生（丈夫）

感染者身份：　　　未公开

确证日期：　　　　2004年

确证途径：　　　　就医验血

确证状况：　　　　（1）CD4数量：≥190 cell/μl；

　　　　　　　　　（2）病毒载量：未知

现在状况：　　　　（1）CD4数量：769 cell/μl；

　　　　　　　　　（2）病毒载量：<20 copies/ml

服药现状：　　　　1天2次，1次2粒

服药依从性：　　　良好（自检出始终良好）

老生的故事

老生：我在2004年被确证感染了艾滋病。

确证就医

恐慌，路途遥远

　　起初，我身上起红疹子，去区中心医院检查。医生诊断我患了梅毒，用青霉素治疗。十天后，我身上的红疹子退下去了。可是过了几天，我又不舒服了。有一天，我走在天桥上，胸口突然很闷，难受得不行，于是立刻到就近的医院检查。

医生让我再验血。过了一会，他们说："你过来，还要抽一次血送到市里去鉴定。"我不解："鉴定什么？"他们说："医生知道的。"

第一次给我抽血的时候非常正常，口罩也不带。第二次验的时候，不得了，眼镜戴好、口罩戴好、帽子戴好，隔离衣也穿上了！我心里想："要命啊！我这是什么病啊？"旁边的护士都像看动物一样看我，我的心情一下子跌到了谷底！

一个小时后，医生说："报告出来了，你感染了艾滋病病毒，现在去区疾控中心。"我当时差点昏倒！

到了区疾控中心，医生问我："你怎么会感染？你是去外面玩女人了吗？"我回答："你别胡说，我从来不做这种事！"

我记得我还和区疾控中心的医生说："我不想活了！"她说："现在医学发达了，不用害怕。生了这种病，虽然会有点恐惧，但还是要想开一点！生命最重要，不要怕。得了这个病，要重视，该住院的要住院，艾滋病和别的病一模一样，持续服药就和没有病一模一样。"事实也是这样！吃了药之后，我确实一直到现在都没有什么问题，也没有什么不舒服。

以前，我每天服药两次。早上三粒，晚上两粒。现在是早晚各两粒。其中有两种药并成了同一种药。我都在早上九点半和晚上九点半的时候服用。时间相差在一个小时之内，间隔不长。到现在为止我都没有换过药。

我刚服药时，CD4是190多。服药了一段时间之后，CD4就一点点上去了，到现在700多了。感染至今十几年，我健康状况一直很好，每隔一段时间会去验一次病毒载量。

我确证的时候比较早，区疾控中心只有十几个人。医生让我参加了一个北京的项目，蛮好的！参加后，我每年都可以免费接受全身体检，包括胸透、B超、验血、肝功能等检查。一个疗程十年，现在已经是第二个疗程，不过现在体检没了。我很长时间都没有体检了，医生说现在这种项目都没有了。

CD4检查三个月一次。我跟医生说："你们这个地方太远了，我过来很不方便。"医生说："这个没办法。"现在我年纪更大了，肯定得继续向医生提意见。例如，是不是能够把药发放到社区医院？这样我们用药方便些。可医生说："不行！取药只能在水电路的公卫中心，或者金山的。"我去一次水电路要花两个多小时。我以前还遇到几个取药的病友，我问："你们从哪里来？"他们说："崇明。"崇明的人都到这里来拿药！

对于我们年纪大的人来说，拿药是个很大的问题！我老婆也被我传染了艾滋，她身体越来越不行了。有时候我去拿药，他们问："你太太呢？"我说："我太太最近感冒来不了。"他们说："那你就帮她代拿吧！"对于代领药物，医院始终是模棱两可的态度，原则上还是要求本人去拿。像我老婆这次刚刚出院，人没力气，站都站不稳，家里四楼都走不下去。我是叫人帮忙拿担架抬她下去的，再叫了出租车去水电路的疾控中心领药。到了以后，夫妻俩要是都这样虚弱，那药该怎么领呢？到时候就只能等死了，药也不要吃了！政策要是不为我们考虑，我们也就只好这样了。

十几年来，我心里知道，政府确实很照顾我们。医生们很好，很关心我们。不过我也很希望有关部门可不可以相互沟通一下，让像我这样不方便的病人能够到疾控中心来领药。在疾控中心，医生有间办公室，看看病历本，再问："你最近的CD4是多少？"然后给我配药就没事了啊！

自配药后，我谨遵医嘱服药。一般，我早上起来先服降血糖药，然后洗漱、吃早饭，这样就差不多九点半了，正好可以服用抗病毒药物。

其实，我偶尔也会忘记。第一次忘记服药把我吓死了！我急着去问医生。医生说："少一次没关系。但是，你不要补服，不要打乱了服药的规律，这次就算了。停一次药不要紧，但是不能一天到晚都停。"

我们夫妻俩都用不着提醒，我老婆也挺注意。她基本上也是九点半。我到时就会问她："药吃了吗？"她有时候会说："还没吃，马上就吃了。"

家庭、爱人

对不起她，难为情

我老婆是被我传染的艾滋病，从发病到现在已五六年了。是我害了她，最好这个病全部都生在我身上！

她刚发病的时候高烧不退。住医院检查，什么病因都查不出。区疾控中心的医生知道后，说："你让你老婆来查个病毒吧。"我说："她应该不会被我传染上吧？"她说："怎么不会啊？夫妻之间最亲密，是第一接触！一定要过来查一下。"过来一查，她就查出来感染了艾滋病。当时护士说："你太太感染了。"我一下子慌了！

我对不起她，是我害了她！医生说："你老婆现在开始就要服药。"服药后，她的CD4一直升到700多，马上就出院了，精神也变好了。而最近这段时间她肾脏又有问题了。她的肾脏先天不足，我们去水电路问医生："我老婆最近身体一直不好，是不是因为这个病？"医生说："不会的。"后来她去验了CD4。检测CD4的医生也很好，他说："不要紧的。"他还给了我电话号码，让我过一星期直接打电话问结果。（平时我和妻子打电话到医院，直线电话都是没人接的。我理解电话打不通也不能怪医生，因为他们太忙了！）有医生给我一个电话后就方便了。这个电话一打就打通了。一个星期后，医生告诉我："你老婆的CD4是400多。"我说："她以前700多呢！"医生安慰我说："正常的！一点点会上去的。"

我和妻子都看一个专家医生。她人真的很好！我经常会和她说说自己的情况和苦闷。她说："如果来去不方便，也只能让子女来拿药。"我说："让子女来拿，多难为情啊！"她反问："和子女有什么好难为情的？"

其实，我没主动告诉过儿子我的病情。以后我们两个都走不动了，不得不叫别人去配药，再告诉儿子，让他去就没问题。但是如果被儿媳妇知道了该怎么办呢？被儿媳知道的话，儿子就不能做人了，"竟然会有这种父母"，儿子会被笑话的！

在这件事上，我一直很恐慌。我跟老婆说："到时候我们两个不方便拿药了，干脆也不要让儿子知道，我们俩就自生自灭算了！药不吃了，也不去拿药了。"药不吃了，CD4降低了，人就死了。就这么一回事！

不过，我估计我儿子是知道的。三四年前，我胆结石发作住院。医生是我朋友，他说："你这次发作得蛮厉害的，要吊盐水消炎。"结果周六这天我发烧到39℃，疼得不行。一天里打了五六次镇痛针。护士都说："不可以再打了，再打药就要失去效力了。"可我实在是疼，医生说："要不就打吗啡吧！"于是就给我打了一针吗啡。吗啡可是毒品啊！打了一针吗啡之后倒是不痛了。可第二天我又实在痛得吃不消了。我说："快帮我找医生过来。"主任医生来了之后让我验血，说："你今天就再坚持一天，明天星期一，我一早就给你做手术。"

星期一，他把我叫到办公室，我就知道不对了。"你自己什么病知道的吧？"他说，"我们医院不能给你开刀。"他又给我打了一针吗啡，让我赶紧叫辆出租车去金山的医院。这也是没有办法！

转院的路上，我痛得要死，我老婆也在发烧。我们什么东西都没准备，她要从金山回家拿各种生活用品。她眼睛又不好，可我痛得没办法，只好让老婆帮忙。她完全搞不清方向！后来儿子打电话问："爸爸，你们这两天怎么电话都不接？我快急死了。"我只能和他说："我最近要做手术。"他说："你这么大的事情都不和我说。你在哪里？"我说："等会儿妈妈会跟你说，你先回家等。"

儿子在医院里陪了我一个星期。我估计他知道我所有的病情。因为金山医院是专科，虽然门口没有写艾滋病，但一来二去我儿子总会知道。至今他都没有明说，也没有问我"是不是得了艾滋？"我也没法确定他到底知不知道。

工作、社交

药瓶，辞退

开始服药后，我把两瓶药都带去了工作的地方。我服完药，把两个药瓶往抽屉里一放，就去巡逻了。另一个保安打开抽屉时，看到了药瓶，马上就去报告了领导。第二天，领导把我找过去，说："单位人员过多，你身体也不好，我们要重新调整。"我什么也没说，离开了。我在疾控中心医生的面前大哭，说："我被辞退了，没有收入了！我离退休还有一年。"医生真的很好，非常同情我，一直劝我，她说："要不我帮你募点款？这个社会就是这样的，没办法！还好政府关心你们，可以免费用药和检查血液。"我没接受捐款的提议。因为我的事，医生开始给我们发一格一格分开的塑料盒装药，这样别人就不知道了！

医生，恩人

这个会议室让我想起以前在"爱心小屋"的场景：小屋里有验血之类的基本器材，医生把小屋装扮得非常好看、温馨，走进去就觉得非常开心。当聚在"爱心小屋"的时候，我们会聊几句关于疾病的事情，有些年轻人看到我们是老人，还会主动来关心我们。

每次聚会，疾控中心的医生都会来。有一天，负责我们的医生说她要退休了。我们都很难过，都拉着她，叫她不要走。她说："我有'接班人'！没关系的。"后来，这位医生又返聘了一段时间，在"爱心小屋"免费帮人验血和验CD4。

看到医生就像亲人一样。我把医生当作恩人，是他们给了我信心，给了我第二次生命。医生不仅给我提供药物和治疗服务，而且在精神上支持了我。艾滋病治疗领域的医生都很客气，很亲切，没有医生的架子。

同病相怜

医院会举办病友会。现在，还有很多年轻人参加。我打听下来，他们都是同性传染艾滋病。有一次，我遇到两个男青年，他们相互叫老公、老婆。听上去挺好玩的！

聚会我一般都会去，老朋友碰头嘛！我和个别病友挺聊得来，但我们平时并不联系。我们彼此交换过手机号，但是近两年我都打不通他们的电话。还有个朋友是温州人，人挺好的，不过后来也不怎么参加活动了。

这种朋友其实就是同病相怜！大家都得了这个病。聚会的时候大家都会问："你最近怎么样？"或者调侃说："你这老家伙倒挺时髦的嘛，身体都还蛮好的嘛！走不掉呢！还要活十几年呢！"我说："十几年了，马上就要死了！"他们就说："别瞎说！"

我本来生活中朋友就挺少，也没人知道我的病。朋友如果知道了，会看不起我的。像我们这样的人只有在聚会时最开心。如果在外面聚会，医生进来之后都会请服务员回避。医生还和服务员说："你们不用过来了，我们这边同事聚会。"这样的聚会到两年前停止了。

我打电话问医生："怎么聚会不办了？"医生说："唉，我们没有经费。"

未来与展望

怎么消除歧视？

社会歧视总是存在的，没办法消除。怎么消除？我总不能和别人说："我是艾滋病病毒感染者，请你别歧视我。"现在我接受访谈的这个会议室，是一个很温馨的空间，但走出这个门就不温馨了。就算我们病友以前时常聚会，但在外面马路上遇到也可能当作不认识。我们这些老的出了活动室的门就说"再见"了，那些年轻人，我们在活动室也从不打招呼，更别说在外面打招呼了。

顾姨的故事

基础信息

感染者2（匿名）：顾姨（妻子）

感染者身份：　　　未公开

确证日期：　　　　2013年

确证途径：　　　　区疾病预防控制中心

确证状况：　　　　（1）CD4数量：>200 cell/μl；
　　　　　　　　　（2）病毒载量：未知

现在状况：　　　　（1）CD4数量：>400 cell/μl；
　　　　　　　　　（2）病毒载量：未知

服药状况：　　　　1天2次，早上2粒，晚上2.5粒

服药依从性：　　　良好

顾姨：2013年我被老公传染，确证感染艾滋病。

确证就医

无奈

在疾控中心，我看到很多女性感染者。这个疾病真的碰到了，感染了，也是没有办法的事！能怎么办呢？有的人感情破裂了，感染了正好离婚。可我们两本来就是马马虎虎地过日子，那就只能算了，最多不睡在一起。现在我们年纪大了，也无所谓。如果我们还年轻，那要使用安全套，做好保护措施。

只要不开刀，服艾滋病的药，还是降血压的药，其实都无所谓！

刚感染的时候，我确实觉得蛮恨的，不过更恨的是看病不方便。医院太远了，金山太远了，一点都不方便。以前病历上还看不出，现在会写上去，并盖上海传染病医院的红色图章。我不知道该不该主动解释。最后，医生没有问红色图章的事，但我依然觉得很难为情，心里觉得很不舒服。

现在，很多年轻人去医院配药。我和老伴说："这些年轻人都可怜死了，外来人口配药都得自费，一配就是好几千！要不是国家对这种病有一些扶持政策，这些人怎么能生活到现在？"

家 庭

老伴，亲人

我能怎么办呢？已经被传染了，还能有什么办法呢？就只能服药！现在年纪大了，老夫妻就是相互照顾。这次住院都是老伴一个人照顾我。妹妹们一个星期来几次，也就是看看我，炒点菜给我吃。老伴是每天八点钟就要陪我吊针。

感染后，我们夫妻关系和以前差不多吧。也不会变好。就像他说的那样，他不照顾我，谁照顾我？像他之前住院的时候，我还感冒了，我就到地段医院去看。我特别着急，告诉医生："我老公现在住院了，我得赶去照顾他。你配点头孢给我吃。"结果我是病毒性感冒，不能吃头孢，一吃下去，浑身力气都没有。可是老伴住的医院又很远，他让我带枕头和被子过去，我拎都拎不动。我眼睛又不好。后来，医生验完血，说："你不能再吃头孢了。你自己身体都这么差了，还要陪老伴。"我说："我也没有办法啊！"我就在医院里一边服药一边照顾他。

我想等我们两个真的领不动药的时候，就只能麻烦我的妹妹们帮忙了。没有办法，总归要有人照顾。

我告诉儿子:"我死以后,最好把我的骨灰撒在大海里,不要买公墓了。花几十万去买个公墓,没意思!撒在大海里就好了。"我老伴也同意这个想法。其实我心里想,遗体捐献是最好的。像年轻人出了交通事故,人已经死亡了,但可以捐献器官给别人,这等于做了一件好事!可惜我的眼睛和肾脏不太好,没什么好捐的。我有时候想,得了这种病,如果可以捐献[1],也许还可以给国家做研究用。

——顾姨,2018

---

[1] 参见《上海市遗体捐献条例》,https://www.codac.org.cn。

阳性情侣

基础信息

感染者1（匿名）: 大牙

感染者身份： 未公开

确证日期： 2016年

确证途径： 区疾病预防控制中心

确证状况： （1）CD4数量：735 cell/μl；

　　　　　　（2）病毒载量：未知

现在状况： （1）CD4数量：未知；

　　　　　　（2）病毒载量：未知

服药状况： 1天1次，1次2粒

服药依从性： 良好

大牙的故事

大牙：我在2016年被确证感染了艾滋病。

确证就医

"弥补"爱情

　　我都忘了当时是什么感觉，虽然不好受，但是没有完全垮掉。我首先想到的就是保证不再传染给其他人，然后就是等结果。其实，那次不安全的性行为之后我就很清楚了：我应该是被感染了。大概发生性关系三个月后，我就去做了检测。检测完，我就确证了。我之前也有过不安全性行为，一般来说对方是熟悉的人，或者是有过接触的人，但那次是和完全陌生的人发生性关系。主要因为我感情受挫折后，心情上有一种排解不掉的失落，想找个人发生关系来"弥补"。

拿药是个很麻烦的过程！当时我还在上学，要先到学校开居住证明，我就和学校说："我要去办护照。"拿到证明去疾控中心，办一张确证单，好像还要再去医院，大概跑了三次，过程很复杂，忘记了。我现在的CD4在正常范围内。具体数值我没记住。有一个是绝对值，还有什么比值，反正就是还好。数据上有一个箭头，我只看那个箭头，有它就是好的。至于病毒载量，我也不太清楚。我刚确证的时候，医生让我去测CD4和病毒载量，相当于是一个基准线。但测病毒载量好像要另外花钱，我当时偷懒就没有测。好像上海市每年都要求测，我测过，但是数字我会忘。

我对HIV药物的生理反应是昏迷，在情绪上没有什么变化。我愿意和别人诉说，就像我今天愿意把这些事情说出来一样。最主要是因为我的伴侣、父母都知道，他们始终支持我。至于外界，也就无所谓了。

抑郁症

在我开始意识到自己的性取向时，我得了抑郁症。那时候大概16岁，我刚上高中，什么都不懂。当时可能是看成人电影，我慢慢发现自己喜欢看男性的生殖器官，开始被吸引，最后就慢慢"变"成了同性恋。也没有什么人引导我，就慢慢地变成这样了。那时候也没有太多电影和媒体等方面的报道，唯一的报道就是张国荣，但他已经去世了。可以说，在性启蒙方面，这个事情自然而然就发生了。大概在高中，我和同桌男生走得很近。他是一个异性恋，和他走得很近之后，我突然感觉不对，感觉非常依赖，我开始怀疑自己是不是不正常？

因为我不知道"同性恋"是怎样的，就会害怕"这该怎么办"。人小的时候都会觉得有一点什么事情就不得了，接受不了，对这个未知的东西很恐惧。对我来说，其实那段经历是很痛苦的，很抑郁。当时我就觉得我有问题了，强烈要求家人带我去看心理医生。

总之，治疗抑郁症是个反复的过程。当我开始服用抗病毒药物之后，我就把抑郁症的药停了，怕两者会冲突。但后来发现不行，因为服用抗病毒药物对有抑郁症病史的人会有影响，我只好接着服用抑郁症的药。我又和心理医生说了我的情况，好在心理医生在医学等各方面的素养都很好，他没有给我任何消极的回应。

这两种病都很讨厌。抑郁症会反复，而且不知道什么时候它就复发了。它也是一种生理上的反应，多巴胺分泌失调会影响人的情绪和作息。通过长期服用精神类药物，可以调节。对抑郁症的治疗方式都是通过药物的，因为它是种病。在不服药的情况下，人没办法自我恢复。依靠多巴胺恢复到正常水平之后，人才会回过头去考虑一些事情，考虑是非对错，才会有正确的看法。

现在我是两种药一起服用。公卫中心的医生告诉我："艾滋病抗病毒药物可能会对抗抑郁症药物产生一些影响。"于是我找到心理医生，说："我同时在服用抗病毒药物。"他说："这没有关系的，因为是两个体系，一个是精神系统，一个是免疫系统。"我告诉身边的人我有抑郁症，这不是什么问题，从实际影响来说，抑郁症的杀伤力更大，毕竟它是长期的、反复的。我晚上11点的时候服药，对工作基本不会有什么影响。不过的确有时候会被别人问到为什么服药这个事。但因为我本来就有抑郁症病史，所以就和所有人都说我有抑郁症。就算他们看到我服药也没有关系，他们不会知道我吃的到底是什么药。

家庭、爱情

"出柜"

我父母很早就知道我是男同性恋了，在我确证抑郁症之后就知道了。我经历的这些事情，他们也是从不理解到理解，再到无奈。他们内心是有点无奈的，但也只能选择坚强。其实在这一点上我心里很愧疚，觉得他们很无辜，但他们必须选择接受，并且乐观地去面对。所以现在他们可能关注我能否以另外一种方式好好生活。他们过好自己的日子，该旅游旅游，该工作工作，该努力努力。

　　至于我是否结婚生子，他们压根不会去想。如果他们想，唯一原因应该是他们同事都有孙子了。他们好像也没那么喜欢小孩子，责任和负担很重，如果养不好也很惨。他们只是希望在颜面上或者在他们那一代人里，自己不要那么突出或者另类。好在，我们家族里年龄很大没结婚的"正常人"也有。我觉得现在不结婚这个情况，不仅是同性恋群体，很多女性都没有结。如果有人问他们："你家孩子怎么还没找对象？"他们会说"没找到合适的，眼光太高了"含糊过去。从他们自己来说，其实不愿意提这件事。

　　确证感染了HIV后，我也告诉了父母。我需要一笔治疗费用，必须向他们说明这件事情。他们当然很难过，觉得怎么会有这种事？他们的第一反应是：我本来就有抑郁症，再感染这个病，人生负担会很重。因此我父母一直都有点不敢相信。而且刚开始他们不了解这个疾病的时候，也会想到不要共用东西。比如，吃饭时，不要用我用过的碗和筷子。后来，我慢慢地和他们讲清楚这个疾病的知识，其实也还好了。

　　再说现在一起吃饭的机会压根也不多。不会出现分餐的事了，父母也不会提我的病。只是他们心里总还是不开心，会觉得：我的孩子怎么会这样呢？和别人家的孩子一比，他们会有一种落差。他们觉得别人家的孩子就算混得不好、很普通、很没出息或是怎样，但是他会有正常的人生轨迹，不会让父母觉得有一种和别人不一样的孤独感。他们有这种想法，我也没有办法。很多男同性恋者没有让父母知道，即使父母知道了也没办法接受，各种各样的惨剧都有。我觉得这点我还是幸运的。家里其他亲戚并不知道我感染的事，我觉得也没有必要告诉他们。就像我说的，他们不了解这个疾病，只会感到恐惧。我为什么要告诉他们让他们恐惧呢？没有必要。

我的父母经过一段时间才到现在这样。如果他们认定他们的世界里就没有男同性恋，就没有感染者，那是不可能的。他们的交往圈其实也会有很多同性恋或感染者，只是他们不知道而已。他们对这些人感到陌生，陌生就会产生恐惧。他们不知道，别人也不会让他们知道。很多人都会有这种误解，包括我之前也是，以为艾滋病就等于绝症，是人类20世纪以来才有的一种疾病，死亡率极高。一开始，父母感到恐惧，我也能理解，因为我自己也不知道，只能慢慢地告诉他们一些正确的知识。比如，唾液是不会传播病毒的。像我母亲，她一旦遇到问题——当时知道我是男同性恋——她不会和我说什么，但她会查资料。只要她关注这种疾病，就会自己去查找相关资料。

现在父母会担心我的身体，会有一种怜悯感。相对而言，性取向，他们可能觉得只是道德或者是意识层面的东西，这个好像没有那么致命。父母想让我开心地生活，可什么是开心啊？好吃好喝并不能让我开心！

罗曼蒂克式的爱情

我从小就憧憬着罗曼蒂克式爱情。我是看着《泰坦尼克号》长大的，《断背山》中凄美的同性之情也一度让我向往。但当我来到社会，才发现原来是那么混乱，那么不堪。现实很残酷，我希望有更好的社会环境。

上了大学，我就渴望有一个稳定的对象，或者说伴侣。但现实情况是，尤其是在学校那种环境，没有人愿意对我一心一意付出真情。现在人的思维就是不想要稳定，大家的心态都很浮躁、很放纵，或者是很"活在当下"，没有考虑过要谈感情。那时我找的对象都是校外的，我们学校的男同性恋者基本上都不喜欢找校内的，害怕会暴露自己身份。低头不见抬头见，他们会觉得很奇怪。我也不知道这些人为什么那么胆小。即便我有心想好好经营一段感情，但外面那些阅历丰富的人对我可能不会像学生对我那样单纯。其实我只要简单、聊得来、对我好一点就可以了。但别人短时间内对我好，可能是为了达到某种目的——这种占大多数——不会有人是真的因为我这个人而喜欢我。所谓喜欢，常常只是喜欢肉体，不会再有更深的交流。我和他们的生活压根就没有交集，阅历、兴趣都不一样，没有培养感情的基础。当我奔着培养感情这个目的去的时候，发现对方并不这样想。如果是这样的，我可能会休息休息再试试，但遇到的下一个还是这样。

还有一种特殊情况就是，我遇到喜欢的人，在最初的新鲜感过后，他开始慢慢冷落我，直到最后把我的微信删掉。我就会觉得：

天呐，凭什么人可以变化得那么快？为什么有这种情况？于是渐渐地，我就觉得：那干脆我也这样好了，既然大家都只爱肉体，那我也爱肉体好了。我也是人，我也有性欲。这就像是这个圈子的法则，那我就适应法则，但那就不安全了。总之，简单来说，我们最初抱着谈恋爱的心理，最后都变了样。不止同性恋，现在异性恋也是这样的。

让我放下戒心，想放纵一下自己的，都是因为情感原因。我之前谈了一段一年左右的恋爱，我们好像已经认可这段关系了，但最后还是闹得很惨。我接受不了这种结局，进而就觉得：我为什么要这么压抑自己？对方也没法满足我，那我为什么压抑自己？我也要去"爽"一下。之后就发生了让我感染的不安全的性行为。

其实这是很恶劣的事，但那个时候不这么想。性生活本身对我来说并不重要，包括之前得抑郁症的时候，欲望需求很低。我会觉得别人碰我一下都会烦，不想有任何接触。这是药物反应，不是单纯精神上的问题。

遇见

从检测出来到认识现在的男朋友小羊之前，我一直都没有性生活。这样大概过了一年，也许八九个月，反正是很长一段时间，没有任何性行为。偶尔有想去释放一下自己的想法，但都克制住了。自从工作之后，人就单纯处在工作的状态。偶尔在一些交友软件和别人聊天，似乎很淡定，但心态其实很惨。其实我觉得自己再也不会和别人发生性行为了，精神上和肉体上都不会和别人有联系了。我该怎么办呢？我只能看看别人的热闹而已，只能和别人聊天，等于说通过聊天这个窗口去认识外面的世界。很单纯，也很惨！我和别人什么都聊，因为对别人有好奇，对每个人都很友好。

小羊是我那段时间在一个交友软件上认识的，那个软件要求相互关注才可以聊天。开始他和我聊，感觉还蛮好的，就至少觉得是能聊下去的，可以做朋友的。再往后聊，吵了一架，忘了是因为什么内容，只记得吵得很认真。在网上我从没遇到这种人——纠结于某个问题，特别较真。我想，他可能有神经病，别理他了。但突然有一天没有人聊了，就又开始"骚扰"他，甚至约他出来看电影。这时候大概认识了一个多月。这期间我没有见过别人，纯粹都是靠聊天看外面的世界。这款交友软件的优点就是你可以掩饰自己，同时也可以窥探别人。

校园生活、工作

抗拒，风险

在校的时候，我和一个室友关系很好。因为他也是同性恋，我就和他说了我得病的情况。他懂很多这方面的知识，我都是从他那里学来相关知识的。他给了我一些帮助，帮我找了一些机构做检测。

这个病对我的校园生活没有太大影响，就是心态上有些沉重，毕竟没有经历过感染。最担忧的是工作要求我体检，但后来也没有正儿八经地体检过。现在的工作也没有受到什么影响。周围几乎没人知道我感染的事，我想我不可能告诉他们。

如果只是针对同性恋和艾滋病这个话题，我想他们对于同性恋是抱着好奇的态度，但多少都存在一些偏颇。包括从国外回来的留学生，他们在国外上大学的时候接受了些教育，但还是有一种恐慌的态度。有位从国外回来的朋友会告诉我他在美国看到的一些新闻资料，说："一定要注意艾滋病啊！"我就回应说："是的，我很注意的。"他会说："这个东西会影响你的寿命，你一定要关注。"我觉得这个点和我得到的信息好像不太一样，所以我认为他在美国那边得到的教育、对这件事情的态度也不是完全正确，至少还有一些其他个人的情绪。即使他为人很开放，但这是两回事。

我目前做的是与LGBT①相关的设计工作。我好像对未来没有什么憧憬，走到哪里算哪里，不停地体验不同的事情。在工作中，现在我几乎是半"出柜"了。我觉得之前可能因为和大家都不熟所以会有所顾虑。但是工作久了，和大家在一起接触比较密集之后，

---

① LGBT是女同性恋者（Lesbians）、男同性恋者（Gays）、双性恋者（Bisexuals）与跨性别者(Transgender)的英文首字母缩略字。LGBT除了狭义的指同性恋、双性恋或跨性别族群，也可广泛代表所有非异性恋者。

感觉其实也没关系。但关于感染者的事情，就取决于他人的反应了：如果他对于性取向没有很多顾虑、误解的话，我愿意告诉他，因为这不会造成我们之间的误会或者纠纷；可如果要说有谁对这个疾病完全没有其他想法，那基本上不太可能，连我都不会。人对疾病有一种天然的抗拒。

实际上我都比较独立，没有那么多时间回家。当时知道我已感染这一情况的朋友也只有那个室友。他很理智，就说吃药就好了，就像感冒了或者怎么样这种，就很理智地看待这个事情。那段时间，如果没有他我会很难走，一个人很压抑。现在我们的关系没有受到这个病的影响，还是像以前一样。至于其他朋友，可能就聊点别的，不会说这些，我认为没有必要让他们知道。

未来与展望

陪伴

如果我猜测某个人对这件事情的反应可能很敏感，毕竟这种恐惧很难克服，我就不会和他坦白。除非是父母，其他人我觉得可以不讲。毕竟要公开感染者身份还是很有压力的一件事情。而且，如果要改变人们的看法，可能需要更多宣传，而不是某个个人能完成的事情。如果我是非典患者，别人会怜悯我。这个和感染HIV是不一样的。人们对HIV感染者是恐惧，加上一点抵触。如果我们得了癌症，都会觉得很恐怖是不是？别人也想多看看我，看不到我就死了。但如果知道我得了艾滋病，且这个疾病会传染，人们的感情就会变。

小羊的故事

基础信息

感染者2（匿名）：小羊

感染者身份：　　未公开

确　证　日　期：　　2015年

确　证　途　径：　　市疾病预防控制中心

确　证　状　况：　　（1）CD4数量：未知；
　　　　　　　　　　（2）病毒载量：未知

现　状　状　况：　　（1）CD4数量：未知；
　　　　　　　　　　（2）病毒载量：未知

服　药　状　况：　　1天2次，1次2粒

服　药　依　从　性：　　良好

小羊：我在2015年被确证感染了艾滋病。

确证就医

滥俗的青春片

当时，我的心态可能和他（大牙）差不多。我比他早一年感染，我那时的状态也不太好。可能是在前一年年底的时候，有一次无套性行为，其实那次我是不情愿的，但是对方比较粗鲁。后来有一次坐地铁的时候，我发现胳膊上的皮肤不太对劲，手上有一些皮疹，手心也出现干皮。检查发现是梅毒。我最开始接受梅毒治疗的时候，感觉像挨了一针吧，左右两边都有一阵很奇怪的感觉，有点晕过去了，后来就撑着起来。那一刻感觉自己有点像滥俗的青春片里的堕胎少女。

我本来没有做检测的概念，因为觉得疾病离我很遥远。后来是我同学陪我去的，看的是皮肤病。我看到医生给我开的检测单好像有测HIV这项，我就先让同学出去，然后再做检测。按道理来说，如果我的结果没问题的话医院就不再联系，而医生联系我："现在请你带上身份证，来一趟医院。"

我是6月份检测出来的，但一直拖到差不多那一年年底才开始用药。那半年，一是因为我不清楚这个药到底对自己身体会产生多大影响，没有办法预估，也没有人来告诉我这个情况会怎么样；二是因为七八月份我毕业，需要搬家，比较忙，就没有顾及这些事。

现在的生活比之前要有规律，对药物都已经很习惯了。之前大概有一段时间没什么事情干，我成天翻来覆去地想这件事。现在用药后生活很规律，每天晚上不会睡太晚，早上一般六七点钟就会醒。

家庭、爱情

接纳

有一次和家人聊天时发生了口角，我气急之下说："我现在身体不太好。"我爸比较神经大条，听了也没有追究这件事情。但我妈连续问了我三四天。我就先坦白了我是"男同"。我妈说："没事，这个对身体没有什么影响，你还有什么情况？"性取向这件事情其实对于我妈来说并没有太震惊，因为她其实已经有预感。

关于艾滋病，其实我妈已经心怀疑问了。她经常看新闻，对现在感染的比例、易感群体都有哪些特征，都有所了解。所以她一直担心，后来也一直跟我说这些。刚知道我感染后，我妈哭了很久。我妈理解我，有时候我给她看大牙的照片，她知道我们两个都是感染者。（大牙：我妈也知道小羊是感染者）只是暂时还没有见过双方父母。父亲不太能接受，所以我不想告诉他，怕他知道后比较震惊。他可能更多的还是从他的视角看，包括我结婚生子，传宗接代。其实，我心里认为他这么想无可厚非，但是，稍微有一点自私。而且他的情绪管控能力也很差。所以在我讲了这件事情之后，他很愤怒地拍桌子，然后就去抽烟。抽完烟之后回来就开始变得很沮丧。可能是因为告诉他这件事情之前，他会把他的很多期待放在我身上，他也一直觉得我是他的骄傲。但是因为这件事情，可能会让他失去信心。我本来期待的是他会对我的情绪做调节，但最后变成我在调节他的情绪。我让他们发展自己的爱好，把精力从我身上转移、抽走，包括现在关系到我抉择的时候，他们总是会考虑到我的想法。其实我的心态一直都是比较要强的，总想大步往前走。

当然我可以理解他们。但怎么说呢？我觉得我爸还是少了一点担当，或者说缺少把这个场面撑起来的精气神吧！其实在这件事情之前，我和我妈互动很多，和我爸很少讲话。这件事情之后可能和父母的关系亲密了很多，会定期打电话。现在我爸也会关注我的生活，包括身体状况。他们会一直看相关新闻，关注这个疾病的最新消息，又有怎样的进展了，期待有一天这个疾病能够被治愈。

封闭，尝试

得知自己感染后，差不多半年，我没有性行为，不想和别人聊天，也是和大牙一样的情绪，就觉得：反正我都这样了，也不会再有人和我一起走下去。但后来有一件事情让我印象比较深刻，就是确实遇到了一个比较喜欢的人，但是我没有告诉他我是 HIV 感染者。不过，我当然会提醒他做好安全措施。就在那样的情况之下，我心里在想，要不要告诉他呢？

有一天晚上，我睡在他家。到半夜，忽然有了欲望，但理智提醒我不要，不应该这样做。但是最后受不了，结果，就和他蹭着、蹭着，突然就出血了。我当时就被吓到了，立刻告诉了他我感染的情况，然后让他赶快用阻断药。好在没有对他造成影响，我还是比较欣慰的。此前他说过自己有个朋友感染了，他要安慰朋友之类的话。我以为他会理解 HIV 感染者，于是我就说了自己的病情。

说了以后，这段感情便结束了。

那段经历之后，虽然我也还是会通过软件和别人聊天，但是再也不会和别人见面了，也不会再和别人坦白我是 HIV 感染者了。在这个过程中，我有时候会有一点羡慕国外的人。国外的一些社交软件有一个选项，告诉别人自己是感染者。其实如果有这样一个前提在的话，可以减少疾病的传播概率，毕竟很多人都是在不知情的情况下感染的。

相识，幸运

刚认识大牙的时候，甚至是见过面后的一个多月，我们都没有和彼此坦白 HIV 感染者的真相。

有一次大牙和我表白，刚开始我是拒绝的。可能为了找一个托词，我就说："我有抑郁症。"然后又和他说我是感染者，他说他也是。一开始我说我有抑郁症，整个过程中我都在观察大牙对这些事情的看法、态度。我大概判断了一下，觉得可能我告诉他我是感染者这件事情是无碍的，是安全的。我们彼此喜欢，我就从各方面估计了一下，最后还是决定告诉他。而且我也觉得，总不能每次和某个人感情快发展到那一步的时候，因为感染的事情而往后退。但没有想到的是，他也是感染者。

（大牙：其实我当时也有考虑这些。说这些事情的时候我已经很困了，但是他就不断和我聊抑郁症的事情。我就不断地说："这有什么，不就是抑郁症嘛！"没想到他后来又告诉我他是感染者。我就觉得，真的还挺巧的。然后我就和他说："我也是。"对上了。说完之后我们就会更认真地对待这件事情，就不会再觉得心里一直有个结。）

所以我还是比较幸运。在这之后，就是心理上，不管是于我还是于他，不管往后感情发展怎么样，我们彼此有那么一层理解，就算把感情因素去掉，也都觉得会有一定的安全感。其实说了以后，第二天也没有很激动。其实已经有好感有熟悉度，有了这件事情会觉得很巧，没有这件事也会继续发展，但我们可能心里会有一个结，会想他会不会离开我，会从他的角度审视自己。说开后，就不再纠结了，原来我们都有共同的经历。

（大牙：后来我们会陪对方去拿药、检测，也能增进我们的感情。）

其实不管是选择告诉朋友还是告诉父母，我就是想给自己建立一点相互支持的体系。那时候我还找过心理咨询师，聊一聊感觉也没什么意思，也就是做做量表、检测。当我告诉心理医生，我是"男同"他就有反应了。然后再和他说我是HIV感染者，医生的状态就更不对了。我一开始就不是很理解：一个心理医生，面对各种各样的人，为什么他还是抱着一种很不解的心态？但后来也理解了：医生做的是流水线工作，病人来来去去，做一些乌七八糟的测量，他只是想尽快地、程序化地做完这件事情，他并不关心我这个人。

时间是治愈一切的良药。我慢慢地不再恐惧了，因为什么都没变。我甚至连感冒都没有。我的身体没有变化。我当然还是会很小心，因为一旦有外伤，可能会给别人带来危险。我和大牙相互会考虑到这一点，担心交叉感染，会避免在窗口期①发生关系。

但两人之间，我更关注的是情感上的事。病，总归是人的一种状态。但是得病之前的环境是怎么样的？环境不好才会滋生病毒，物理环境是性交措施，社会环境是每个人都在抱着肉欲和"玩玩看"的心态。我希望我们不是扭曲地成长起来的。我们现在虽然在

---

① 窗口期是指从艾滋病病毒进入人体，到人体产生针对该病毒的抗体，并能用目前的方法检测出抗体之前的这段时间。窗口期通常为2周到3个月，少数人可达4个月或5个月，很少超过6个月。在这段时间内，感染者的血液中查不出病毒抗体，但能够将病毒传染给别人。

谈 HIV，但为什么会有 HIV；HIV 为什么会扩散得这么严重？我觉得，就是因为社会的发展和我们的理念脱节得太严重了，我们的社会环境根本跟不上，但这好像也不容易改变。

（大牙：我们目前在意的还是我们自己的感情和生活。虽然现在我们没有住在一起，我的工作单位和他的学校离得远。但他毕业之后，我们会考虑住到一起。）

学习、工作

公开

上大学时，我没有公开同性恋身份。刚毕业的时候，我对身边的几个小伙伴公开了，比如我隔壁宿舍的同学。我现在还在读研，不确定学校知不知道我的情况。因为之前是有个政策，高校这边可能会知道一个总的数字，但是我不知道这个数字会不会具体到学院层面。数字上是没有人名，但总归有个数字在，如果学院知道后会查吗？我还会担心会不会影响以后的工作。读书的时候看过很多案例，就是很多人在刚开始得知自己是同性恋或者艾滋病病毒感染者时，如果他接受不了，会选择跳楼自杀等一些极端方式。其实刚开始知道自己感染的时候，我本以为自己不会有这样的想法，但还是有那么一刻，产生了自杀的念头。其实这个念头产生了，不管是社会组织还是他人都很难介入，个人会比较危险。

最初，我就强迫自己接受这一事实。后来我也把这个情况告诉了和我几个关系比较好的朋友，希望在一些比较紧急的情况下，能得到他们的帮助。比如，给朋友打个电话，可以得到一些建议。大概一周后，有个朋友从北京来陪我，也可能起到了一点作用。

那时我在犹豫要不要和家人坦白感染HIV这件事情，以及纠结是先告诉母亲，还是同时告诉父母，这是一个比较难的过程。而且那个时候我刚读研，和新导师的关系也不怎么好。我选导师的时候考虑的是感兴趣的研究方向，我觉得我就选个厉害点的。一项简单的任务，对以前的我来说，完成它没有任何问题，但恰好在那段时间，我处于接受事实的阶段，还要应付学业等事情，我又对自己的要求较高，所以那段时间比较艰难。

过了一段时间，我才觉得舒服一点。虽然我每天上课，做一些研究，但感染的事还是压着我。直到遇到大牙，我的状态才好一些。

我在告诉别人我是感染者之前，会考虑我对他的印象如何，或者说我认为我和他之间的关系是否已经到可以去讲这件事情的层面。我觉得大多数家人的反应还好，因为毕竟是自己的小孩，亲情始终如一，但部分朋友会感到很意外。

（大牙：像我这种经历过抑郁症且得到有效治疗的人，再看HIV简直就不算什么了。吃药就好了，就是拿药麻烦一点。去认识到它，了解到它，很容易就会过去的。）

我现在开始实习，生活也比之前规律很多，也慢慢开始找工作。关于未来，想远一点，我想开一家社会企业——一家针对LGBT群体的民宿。在这个场域里，大家可以轻松坦然地生活。

我感觉现在状态比之前好很多，但还不能说已经百分之百地走出来了，其实我的情绪还会有反复。反复的时候，情绪一来，我还是没办法控制自己。也许是时间还没到，我觉得只能说缓过了六七成吧。真要说把它当作长期感冒完全不可能，看到抑郁、感染，会有共情。可能这也是为什么抑郁症患者、HIV感染者的一些经历，总会和我的心灵建立起来一种联系。有了这种联系，万一进到反复的情绪之中，就可以在这种心灵联系里寻求一些帮助。另外，我现在的期待，或者状态，都是为以后想做的事情慢慢积累资源。对于当下来说，活下来最重要。先活下来之后，要做的事情才有可能性。我现在在实习，每天都有力量把我往前推，让我没时间伤感，所以状态还可以。

未来与展望

最重要的是活着

经历了这件事以后，我每次做一些比较重大的选择——当然压力肯定还是有的——感觉我的承受能力好像变强了很多，现在不会很明显地感觉到从前的力不从心了，信心的确提升了很多。

以前，我的人生预设是要过90分，检查出来之后感觉不管怎么过都最多60分，甚至更低。这种落差让我有点接受不了。在那个阶段，也就像大牙说的，我已有一些抑郁的症状显现出来。比如，连续一两个月只能在凌晨三四点钟睡着。睡眠紊乱对我的生活、工作等各方面产生了影响。我尝试着找一些方法，如听广播，试着让心情舒缓一些。我也学习了一些抑郁症的理论，发现其实接受现实都可以做到，做选择我也能做一点，但是从做选择到真正行动却没有动力，就这样死扛着。扛了大概一两年，有一次去台湾，那时候我还在恢复期，我和那边学心理学的人聊天。那人说，如果我的社会氛围不是很能让我自由地做我想做的事情的话，我可以换个地方。

听完这句话，我就更知道其实人是有定数的。我会觉得，其实人就那么回事儿。万事我可以去做，但不一定都会实现。我想不到的事情会突然有一天来临，而我必须去接受，必须做下一步打算。我必须不断地适应，没有"一定要如何如何"的执念存在。因为我不敢要，欲求好像也不重要。其实，只要能够好好地享受当下，我就很知足了。生活中原来看重的事情，可能只是变成其中的一小部分。我对于感染HIV，对于很多事情，包括很多理念的接受度高了很多。我觉得身边其他人的观念、价值体系很保守。

为什么有人要攀比物质？我也很困惑。虽然没有钱会死掉，但我觉得它没办法让我得到真正的快乐。我应该向往一种比较单纯的社会环境，在那种环境里，只有做自己，做自己喜欢的事情，才会得到尊重。

我很愿意分享我的故事，因为我觉得我在处理这个问题的时候变得很豁达，也看淡了很多。可能以前我会在意社会地位、工作，甚至有没有考上研究生，都会要死要活的。但处于现在这种情况之下，面对"我是感染者"，或者面对"我要一辈子服药"这种情形，在经历过之后，就会觉得其实这些事情都不重要，努力地生活才最重要。

——小羊，2018

X / END

基础信息

讲述人（匿名）： 朋友
感染者（匿名）： X（已去世）
确证日期： 2009年
确证途径： 市疾控中心
服药依从性： 拒绝服药（2013年化疗前未服药）

朋友：X于2013年因艾滋病并发症过世。

确证就医

求助，已在册，晚了

2013年上半年的时候，X持续高烧不退。我就向青艾的邵卉求助。邵卉带他去做了检测。后来，邵卉告诉我："市疾控中心早就有他的信息了"。但他从来没有告诉我他是感染者的身份。

这次是因为他一直高烧不退。一开始自己吃感冒药和头孢，时好时坏，反反复复。去医院检查，大概指标不好，医生让他去验血，一查发现感染了HIV，医院不肯收，建议转院。他这里看看，那里看看，在一家医院住几天，就被"踢"出来了。被"踢"出来后，他还是没告诉我他是感染者，只说："医院收治的是肺结核病人，医生说我不是肺结核。"医院都是他自己去的，他自己编了一个理由，家里不知道，我也不知道。直到从胸科医院出来后，他还是时好时坏。最后他去了市区另一家医院，再次检出，医生建议他转院，让他去金山的医院就诊。他这才来找我，我联系了青艾的邵卉。邵卉带他去检测、建卡，后来就一直在金山的医院就医。

但是那时已经晚了。他是艾滋病合并肺部卡波西肉瘤，住院治疗期间一共接受了三次化疗。化疗的副作用并不明显，他没有觉得不舒服。第一个疗程效果最明显，第二个效果就一般了，第三个其实已经没用了。医生也没有提供其他方案供他选择。一个疗程结束，医生就让他出院。他自己很怕再去医院，好点了就出来，不好了再进去，最后一次进去没几天就走了，前后不到一年的时间。他自己也没有想到会这么严重。

最后一年，他很少和我独处，基本上都在家里养病。最后一个五一假期，我说："过几天，有亲戚要来我家。你要不要提前几天来我家陪陪我？"那时候他身体状况已经很不乐观，可他还是过来了。本来我还想着五一小长假安排看电影的，后来他虽然来了，但实在走不动，就这样躺了两天，也没吃什么。他一直咳、咳、咳、咳，后来看到他咳出血来，我心里感到害怕，就说："你必须去医院，只有去了医院才会有希望，你这样待在家里是不会好的。"可是，他还是不肯去，在我家住了两天。这两天吃得也很简单，他要吃橘子，我就给他买橘子，主食基本都没有吃。亲戚来的前一天，早上我送他回家。他家住4楼，我背不动他，就这样走走停停，这4层楼足足走了一个小时。之后，我打电话跟他妈妈说："你们赶紧送他去医院，去金山。"我还留了300元钱让他打车去。我说："你打车或者叫救护车都可以，这些钱应该够了。"当天，他父母送他入院，可是那时候去医院已经来不及了。去的时候其实还好，神志清醒，后来由于艾滋病并发症感染肺部上呼吸机，一周左右人就没了。

现在想想，他反复发烧之前的半年有发过带状疱疹，这其实也是症状。大概再往前一年，他也有发过带状疱疹。那两次其实就是免疫力低下的表现。之前他身上已经有征兆了，但我当时没注意，也没往这方面想。

而他其实很早检出过，他自己知道，就可能觉得身体还行、没什么问题，却没想到会那么严重。等到他这次再查出来就已经是艾滋病晚期并发症了。当时他的CD4查出来很低，只有几十个。晚了！

起初，他不知道金山的公卫中心，还是去了市疾控中心之后，医生告诉他去水电路的公卫中心开单子，再去金山的公卫中心就医。他到金山的公卫中心时，已经不是艾滋病病毒感染者了，而是艾滋病晚期病人。从他在浦东医院检出，到金山就诊，再到离世，前后不到一年。

慢性病

第一个疗程下来，他没有服药。我猜他是怕麻烦，再加上对艾滋病的认识不够。可能他觉得自己没什么地方不舒服，平时身体蛮好的，经常打球健身，没想到会这么严重。虽然，这两年我们有听到好几例因为艾滋病走的例子，但是，朋友间对这个话题比较避讳，不会往这方面聊，对艾滋病的知识比较匮乏。

我一直陪着他，倒也不害怕。因为我知道这病现在就是一个慢性病：只要"乖乖地"，按时检查、吃药、调节心理，其实也没什么问题，没有太大的影响。所以我一直鼓励他，我每次打电话都会问他："你吃药了吗？"但还是太晚了！原来他很排斥吃药和住院，到最后觉得没办法，算是无奈地接受吧！

他还很排斥检测。有一次，青艾组织免费检测活动，我叫他检测，他逃开了。朋友们都检测了，就他不肯测，他跟我说："单位每年都有体检，没有问题！"我也不可能强制他检测，最多就是提醒。那时候没多想，现在想想有可能是因为他已经知道自己是感染者。

我始终觉得他应该早一点去治疗，那就不会死了。

家庭、爱情

家人，朋友

X家人之间的关系很冷漠，三人各行其是。他不敢告诉家人，就打电话跟我说。那天他让我陪他回家，一起和他父母说感染艾滋病的事。他知道瞒不住了，没办法了。虽然，他妈早就知道他是"男同"，一开始很排斥，后来慢慢表现得算不上支持或反对，就说："只要你开心，开开心心就好。"他爸比较排斥。可是真到了那一步，我就只能做做他爸妈的思想工作。"这个病没关系的，现在就是慢性病，吃药会好的。"我安慰他们。后来他妈妈告诉我，她和医生聊过："我有思想准备，知道X的时间不长了，但没有想到这么快！"

在朋友当中，X的病情只有邵卉和Ben知道，一方面是关系比较熟，另一方面是因为青艾现在做艾滋病病毒感染者心理关怀项目，所以我第一时间想到了他们。其他朋友只知道他身体不好。因为以前我们经常参加聚会。他最后大半年基本不怎么出来了。朋友们都很关心他，我说他患了肺病，身体不好，朋友们到现在都不知道实情。

X走之前，他父母惧怕这个病的表现有点明显。我们一起吃

饭，他妈妈会给他单独一只碗、一个杯子、一副筷子。我觉得这没
必要，他妈妈却要这样做。虽然他没有说什么，但我能感觉到他在
家里并不开心。他父母关系不和睦，他从小在家很压抑。他说："我
最开心就是这几年能和你在一起。"他妈妈对他还是好的，什么好
吃的、有营养的都做给他吃。可就是这分开吃没有办法！我和他妈
妈说过，不过她还是坚持要分开。我想可能她还是有点心理障碍，
不太懂这个疾病吧！他父母心里可能就是害怕，觉得艾滋病就是传
染病。

生病后，他与父母之间的关系都有所好转。他和他妈妈之间沟
通变多了，他妈妈会给他打电话，问他："儿子，今天怎么样啊？"
他爸比较内向、不太说话，会给他做好吃的，可是父子之间沟通还
是少，他看到他爸时会害怕。我能明显看到他父母两个人为了小孩
关系变好一点。他们以前也不说话，各管各的，分房睡。虽然，平
时还是很少说话，但是，他妈妈在医院会给他爸爸打电话，说："今
天检查出来了，情况还可以。"

他走后，我有时会去他家。我去的时候，他爸妈会在一起，他
妈烧菜，我们一起坐着吃顿饭，包括过年过节。至少我在的话，他
们可能会好一点，会说说话。就像前些日子，他爸爸退休了，家里
要装窗帘和买柜子，他妈妈都一起去。有商有量的，我觉得这个还
是蛮好的，至少改变不少。

X去世后，他爸爸和我说过都是因为这个家才导致好好的孩子

得这个病，早早地死了！当他们儿子走了之后，他们反而像觉悟了一样：就是因为在这样的家庭环境中成长，导致他没有感受到温暖，所以才会去外面找人寻求温暖，以至被传染。

在一起

我对他过去感情上的事了解不多。他朋友告诉我："在你之前，他处对象的时间都比较短，最长的也就半年。"另外，可能由于家庭环境关系，他性格比较懦弱，是那种人家对他好一点就会跟人家在一起的人。所以我们的共同朋友都说："跟着你是他的福气。"另外，他之前怎样，我也不是很想知道。

X跟我在一起8年，我并没有被感染。这是因为我们从来没有过"激情"，我们一直使用安全套。可能是我比较理智吧！

最后的大半年，我有空就会去看他，朋友们都不知道他生了这个病。我并没有和他保持距离，也不害怕，我还是正常地该怎样相处就怎样相处。我会抱抱他，我觉得这没什么。

那段时间，我三天两头不是赶去金山医院，就是去他家。我会给他带点吃的，他需要服用增强免疫力的药品，我也想办法买好送过去。特别是最后时期，他非常希望我一直陪着他，可我也有家人要照顾，还要工作，不太可能一直请假或者不回家24小时陪他，他家地方有限也没法住，我就经常送点东西给他后再回来。他爸妈对我很好，我现在也把他父母当作我的父母。他妈妈还蛮依赖我，有什么事情都会跟我说。当然，他走的时候也托付过我，他说："你有空去看看他们，他们年纪大了。"我答应了，也算是完成他的遗愿。他还担心他爸爸脾气不好，叔叔大伯会欺负他。后来他妈妈说："不会的！有老妈在，不会的！"

在X弥留之际，看着他这样痛苦，他爸爸主动要求拔掉管子，跟医生说："我们自愿放弃治疗。"他父母还是比较要面子，所以对亲戚朋友都只说是肺部感染导致了并发症。

未来与展望

青艾，志愿者，意识

我以前在青艾做志愿者，时间并不是很长。我的工作时间比较自由，所以休息的时间就帮着青艾打电话，通知以前检测过的人隔一段时间（约三个月）再来检测。我的主要工作就是打电话叫人来做检测。所以，我有定期检测的习惯，大概半年检测一次，也会带朋友来检测。我也帮着青艾做些红丝带活动，参加过很多次志愿者培训。那时候我还办了一张志愿者证，后来就没有再继续做了。前前后后两年左右，只要他们通知我，我有空就来。后来没什么事情需要我做，慢慢地我就去得少了，后来就结束了。不过只要有空，青艾找我，我就一定会来。

　　我觉得和艾滋病病毒感染者交往没什么。虽然我们平时不会聊到这个病，但遇到了、聊到了也没什么。例如，前两天，有人突然微信联系我，我问："怎么了？"他就回复："我感染了。"我淡定地说："没关系的！不要有心理压力，现在CD4测下来怎么样？"他说还在测。我说："如果真感染了，你也别想那么多，对吧？这个病现在也就是'慢性病'。你配合治疗吃药就可以控制好。"他又说主要他老婆害怕。我就问："你老婆做检测了吗？"他说："她没有。因为她不想那么早要孩子，所以我跟老婆都用安全套。但她现在压力比较大，需要心理辅导。"然后我就给他介绍青艾，联系了专门负责艾滋病病毒感染者心理关怀服务的Ben。我问他："你怎么会想到来问我？"他说："我看到你之前转发了关于艾滋病这方面的知识啊！"确实，我之前帮青艾转过宣传资料，我估计他一直在看。其实我觉得预防艾滋病的知识还是要多宣传，例如，让更多人了解感染后的治疗方式，这还是有用的，能帮到很多人。其实我觉得身边很多朋友需要多知道这方面的知识，他们可能会知道艾滋病是慢性病，但具体怎么治疗还是不太了解。

　　当然，还可以多提供一些案例，促使他们还是提高自我保护意识，坚持采取安全措施。特别是身边认识的人真的感染了，就是因为有一次没带安全套而感染，偶发性的案例，会给人很大触动。

　　另外，我觉得可以多一些视频和网络宣传。有些人可能不愿意参加面对面的活动，叫他/她过来可能时间不太方便，软文、视频等网络宣传就可以在哪里都能观看。这样多转几次，就会有更多人看到。

　　平时聚会我们几乎不会多谈艾滋病，也只有少部分人可能知道，更多的人还是不知道。就算知道谁感染了，我们也不会到处说他的事，会帮他隐瞒。就像有人说起这件事，我就说我知道，不会多加评论。前两天我和一个朋友去旅游，他跟我住一间房，我们都在一个QQ群，都认识Ben。他看到Ben徒步从北京走回上海，就跟我说："Ben现在生活蛮好，也蛮健康。"他没有明说，我就知道他在说Ben是感染者这件事。然后我就跟他说："现在只要按时服药，这病其实也没什么。"

　　　　X为人老实、不多话、不多事、心地善良，人家有困难，他也非常乐意帮忙。我对外一直说他是因为肺病去世的。因为他平时在外各方面都挺好，我想帮他保留这份好名声。

　　　　我始终觉得他应该早一点去治疗，那就不会死了。

　　　　　　　　　　　　　　——朋友，2018

下篇
守护者的故事

抗艾二十年

基础信息
_____

讲　述　者：　　庄鸣华
工　作　单　位：　　上海市性病艾滋病防治协会执行秘书长
从事艾滋病工作年数：20年

庄鸣华：我是1998年开始从事艾滋病防治工作的。

二十载事业，性病与艾滋病密不可分

准确来说，我是1998年开始从事艾滋病防治工作的。1991年，我转业回到上海。在转业之前，我是泌尿外科的开刀医生。因为是专业干部转业，国家有明确的规定：必须专业对口。那个时候我三十多岁，深思熟虑后，最后选了上海皮肤病性病防治中心。这是一家皮肤病医院，全是皮肤科大夫看性病。20世纪90年代正值性病传染高发期，有些性病的处理需要外科技术。

刚进入皮肤病性病防治中心，我从事的是性病临床工作。1998年，国家机构改革，由八个单位合并成立了上海疾病防控中心。同一年，治疗性病和艾滋病的部门合并。这样算起来，我从1991年开始从事性病治疗，1998年开始转向艾滋病，到现在已经二十六七年了。

在20世纪90年代，艾滋病被认为是性病的一种，现在考虑到艾滋病的特殊性，把它单独列出来，纳入国家重大传染病范围。总的来说，艾滋病和性病永远是连在一起的。

艾滋病在上海这三十年

上海近三十年艾滋病的发展趋势，大概可以分为三个阶段：前十年感染者数量是个位数；中间十年是百位数；近十年每年发现超千位数。尤其是最近五年，每年发现超过 2 000 例艾滋病感染。所以，从发展来看，前十年和中间十年有一个迅速发展期，而近十年基本上维持在10%的增长速度。截至2017年11月，感染者数量和去年同期相比增长了7.5%，而去年和前年同期相比，下降0.9%。

从发现来源来看，检出路径也发生了很大的变化。以前可能更多的是疾控中心发现，现在医疗机构发现的比例在上升，达到一年发现的40%～50%，将近一半。一方面是因为医疗机构加大检测力度，推出一些政策，如性病检测，包括其他一些创伤性门诊全覆盖的检查、住院病人的检测；另一方面也和我们推动建立实验室措施有关。除医疗机构外，来自社会组织的比例也在增加，从原来十几年前转到疾控中心还不到10%，现在贡献率超过30%。所以我们说社会组织是防艾的重要力量。

社会组织：不求数量，只求质量

经验证明，上海的社会组织在艾滋病防治中起到了很大的作用，或者说他们是上海防治艾滋病策略中的重要组成部分。原来我国在这一领域的项目多与国外合作，国外防艾组织撤出之后，政府还没有做好准备。大概有两年时间，艾滋病防治工作突然陷入停滞，上海的社会组织也是在这个时候扛起重担。

在上海，我们追求质量，而不是数量。我们要的是真正能够在这个领域里发挥作用的组织，它要有能力、有成效。目前整个上海大概有二十几个社会组织参与艾滋病防治，但核心的也就六七个左右。一些规模比较大的，如青艾、上海新生、美丽人生等在各自领域都做了很多的工作。他们来自社区，比医务人员更有优势。在宣传教育动员、检测阳性发现、心理危机干预、转介治疗、关怀等领域，他们可以发挥很多政府和专业机构不能发挥的作用。社区卫生服务中心全覆盖，这是有场所安插了，没场所安插怎么办呢？我们医生不可能每天去找感染者。那么，我们就得发挥社会组织的专长。我们的一些志愿者来源于感染者群体，比我们更容易接近艾滋病易感人群。所以，他们更能够接近艾滋病易感人群，如场所、校园，比我们更有优势。他们选择的是贴近他们生活的能够接受的行为方式。所以我说，不要求数量，要求质量。

艾滋病定点监狱：上海走在前面

艾滋病定点监狱这一做法最早在浙江实行，上海也走在前列。

　　现在上海有一个专门的艾滋病定点监狱，原来没有。实际上我第一次涉及这方面的项目是在千禧年之后，这源于当时在上海监管场所做的一个课题——羁押人员艾滋病传播的风险研究，监狱领导很重视这一课题。我们分别走访了狱警、监狱领导、管教干警和医务干警，还包括羁押对象。我们发现了容易交叉感染的情况，明确了集中关押和分散关押的利弊。从防控工作和监狱管理上来讲，集中关押比较好。集中关押又分多种情况：一是集中在某一个区划里，比如，对单位来讲，服刑人员就在一栋楼集中关押；二是集中在一个区域里的一个空间，比方，一个大队、一个中队，然后有两个房间或者有三间房间，专门羁押。两种模式下来，我们觉得第二种模式更适合 2000 年初期的情况，那个时候监狱里的感染者是个位数。但到了最近几年，随着国家打击力度增大及法律法规的完善，政府专门建一个艾滋病的羁押场所，解决以往艾滋病病毒感染者案件无处关押、无法处理的问题，避免造成一个恶性循环。通过世博会这个契机，政府下定决心盖了一个这样的场所。不能因为艾滋病而逃避法律的制裁，那么必然要有一个地方作为他们服刑的场所。所以我们青浦监狱就自然而然地具备了成为这样一个场所的基本条件。现在在上海青浦监狱有名有姓的在押人员大概有一百多名，其中三四十名在监狱里住院治疗，其余人就在监区里。在政策上面，他们跟其他艾滋病病毒感染者一样，有免费检测、免费的治疗随访服务、营养餐，只是没有自由。当然这一项目由我们协调组织，具体由青浦的疾控中心实施。

去年南京就有这样一个案例：一位艾滋病病毒感染者去公共场所滋事。因为是艾滋病病毒感染者，所有人都不敢对他怎么样。没有严重触犯法律，加上自身病情，最多就是被拘留十几天。所以我在想，如果南京也有一样的政策，那对于艾滋病反歧视，也是一个很好的作用。因为犯罪分子以艾滋病为借口躲避法律的制裁，会造成不良的社会影响。

宣传：降低传染的唯一良药

我们希望做到防治抓源头，控制感染。但是很多人都觉得这件事情离自己很远，不会发生在自己身上。这是因为知识和行为不匹配，就像我们到处宣传抽烟有害健康，但人们不是还在抽吗？

宣传，唯一的良药就是宣传。宣传要靠前，预防艾滋病还要依靠我们的性教育和性道德的形成，要从小抓起。中国最薄弱的可能就是这一环节，但国外很成熟。近两年我们一直在想办法突破这一环节，现在宣传教育已经进入初中和高中。利用一些班会课和学校里的卫生课等推进它，进行宣传教育活动。同时我们也在充分利用传统媒体和新媒体平台。

我们也知道，性教育事实上在学校里很难推广。学校更关心学生的身体健康、社会交往、情感问题。情感问题是反对男女早恋。性教育和艾滋病防治的话题虽有讨论，但还达不到我们的预期效果。这个是中国式教育一直没有解决的问题。我和很多学校老师都谈过这个问题。国家政策有规划，上海市政府有规划，为什么学校不能落实？这就是中国教育片面追求升学率的原因。我举个例子，就我所知道的法律宣传、上海小学生防意外的宣传、传染病的宣传，都有相关要求。上海对学校有明文规定：一个学校一个学期不能少于两小时。但是这也保证不了，这节课占两小时，那节课占两小时，把时间全部都挤压掉了。所以我们现在考虑利用自身优势，集中起来开展性教育、传染病教育。总的来说，禽流感流行，学校很重视；结核病爆发，学校也很重视；而艾滋病，他们总是觉得离得很远，实际上并不远。我们也发现过15岁的感染者，16岁也有。在世界观还没有形成的迷茫时期，由于个人原因、家庭原因、社会原因等造成了不少青年学生被感染。

整个社会氛围确实不那么令人满意，存在歧视的情况时有发生，这是一个环境问题。实际上这几年，随着我们反歧视宣传力度的加大，当前的社会环境已经得到了很大的改善。在2017年12月1日世界艾滋病日，网上有个视频就是我们上海做的"我是一个感染者，你能拥抱我一次吗？"看了特别有感触。感染者不敢公开的现象确实也存在，改变需要一个过程，需要我们不断加大宣传教育力度，努力建立一个艾滋病零歧视的环境。

现在有些医院确实有拒诊艾滋病人的情况，想方设法让感染者自己出院。但比起以前至少是有进步的，在十年、二十年之前，艾滋病病毒感染者是直接被赶出医院的，现在不会了。

医生要有职业道德，职业操守。艾滋病病毒感染者也有自己的权利和义务，这一点在我们艾滋病的条例里写得相当清楚。其中有一条，艾滋病病毒感染者要把自己感染的状况如实告诉医生，否则感染者违法；告知后医生不处理，医生违法。权利和义务永远是平等的，不能只追求权利不讲义务。在治疗艾滋病的同时，对治疗其他疾病的药物选择有一定的禁忌，要考虑这种药物是否对感染者治疗艾滋病造成影响，这一点类似于考察感染者的过往病史。当然，政府也会组织医生开展关于艾滋病的全员教育、看书、听讲座、网上查阅资料等形式多样的活动。我们对所有重大传染病每几年就会安排一次训练，现在医学教育里包括这样一门课程。按照现在国家健康大数据的发展看来，将来"一人一卡"是大趋势，到任何医院一刷，健康状况都会被呈现出来。

当今艾滋病是一种慢性病？

现代医学发展至今，我们与艾滋病的抗争持续了三十年。一些感染者认为现在自己得了一种慢性病，可以过平常的生活，他们对自身疾病的认知度还算乐观。举个不恰当的例子，艾滋病病毒感染者就和糖尿病、高血压患者一样，需要终身服药。如果药物选择比较合理，治疗效果好，感染者就可以和其他人一样正常地生活和工作，区别在于艾滋病具有传染性。当然，还有一些其他方面需要注意，比如，要避免传给配偶和性伴侣、避免传染给其他人，等等。这需要一些干预手段，也是在随访管理中需要加强的地方。随着中国国力的加强，政府保障体系的完善，新药特药在增多，供艾滋病病毒感染者选择的药物品种也越来越多，从刚开始的三四种药到现在的三十多种。联合国全球共识艾滋病的药品是不受专利保护的，研究成果全球共享，所以我们和国外接轨也比较快，有任何新药可以马上引进到我国。正是因为这些年来世界各国的努力，我们现在可以说艾滋病就是一种慢性传染病，需要终身管理。那么我相信，随着科技的发展，将来治愈是完全有可能的。

20世纪90年代艾滋病刚进入中国的时候，铺天盖地的宣传画面是一堆骷髅、艾滋病病毒感染者皮包骨头瘫在床上。当初我们的宣传策略是艾滋病像瘟疫一样，是恐吓式的宣传形式。这个是当初的特定条件，为了让人们引起警觉。随着我们对它越来越认识，现在我们提倡综合防治的措施。宣传教育两手抓，一手正面宣传，一手警示性教育，毕竟感染艾滋病对于个人的婚姻、生育和生活还是有影响的。另外，艾滋病是由病毒引起的疾病，同一种药物用的时间长，可能还会引起耐药性。一旦药物治疗效果很差，还会使器官衰弱，引起并发症。因此每年还有数量不少的死亡病例。我们现在的宣传教育，就要告诉人们这个病是怎么回事，更要告诉人们该如何预防。所以我们不仅要抓健康教育和宣传教育，而且也要抓警示性教育。从这一角度上讲，并不是说艾滋病真的就变成一种慢性病了。

请务必牢记，不管在什么样的情况下，千万不能忘记安全套，这是现在国际公认的最有效的预防措施。正确使用安全套，完全可以避免艾滋病。

如果当时服用了阻断药，就不会被感染？

国外有很多课题项目都已证实：及时服用阻断药品，对于控制艾滋病的传染有很好的效果。现在上海也在跟进，我们称之为暴露后预防。在发生高危行为后，在48小时内，最多不要超过72小时，需要找医生评估感染风险。同时建议服用抗病毒的药品，进行预防性服药。在28天内服用阻断药是一个规范性要求，这是亡羊补牢的做法，如果能确认暴露源是感染者，则更有阻断的必要。

我们国家现在还推荐暴露前预防，指的是预计到高危行为或者暴露风险而提前服药。这一做法在国外很成熟，在国内还存在诸多障碍：一方面，医生不愿意开药；另一方面，假如说因为提供了暴露前预防的药，服用者身体出现不良反应，这个责任由谁承担？我国法律在这一领域处于空白状态，我们还得继续探索。

其实每天都在遗憾

对我而言，最大的挑战是从临床医学转向到公共医学。在美国，要成为一名合格的公共卫生医生，必须要经过临床的过程。获得临床资格之后，才能去考取公共卫生资格。我们国家走了一条介于美国和苏联中间的一条路，独立设置了一个公共卫生专业，不需要有临床经验，可以直接进入公共卫生体系。这一制度实际上是有缺陷的，尤其是对疾病来说，预防和治疗同等重要。但是"防"在前面，"治"在后面；"防"是面对群体，"治"是面对个体。现在我们说艾滋病治疗就是预防：使这个病失去传染性，在传染病的角度上来说，就是控制了这个病。防治永远都是国家在预防传染病上的策略，所以它除了是一个巨大的挑战，也是一个我能成功的基础。我比其他从事公共卫生的人更有优势，因为我是一个懂临床的公共卫生医生，或者说我是秉持临床医师执业资格去从事公共卫生事业的医生。

这二十多年的工作，我觉得每天都在遗憾。遗憾什么？遗憾在工作当中，我们还有很多事情可以突破，但迫于很多原因，如政策原因、经费原因、环境原因、现实原因……实际上我们很多事情还没有做。我认为只有不断突破才能更加适应上海整个艾滋病或者说性病的防治需要。等我退休的时候，不知道能不能画上一个圆满的句号。虽然，我不希望退休的时候还有没做完的工作留给我的下一任，但这一点我无法保证。

——庄鸣华，2018

上海模式

基础信息

讲　述　者：　卢洪洲，教授、博士生导师、主任医师
工　作　单　位：　上海市(复旦大学附属)公共卫生临床中心
从事艾滋病工作年数：15年

卢洪洲：我是2003年开始从事艾滋病防治工作的。

个人经历

2000年4月，我被任命为华山医院感染科的副主任。当时我的导师是科主任，我是主治医生。我算是年轻人里最早在华山医院做主治医生的，且我这个年龄在华山医院里做科室副主任也是绝无仅有。导师给予我重点培养，做副主任不到一年，2001年3月我就去美国访学，先是访问医生，之后读了博士后。

在美国，我就预见到：中国的艾滋病可能会是一个非常大的问题。虽然，2001年的时候，国内发病率还比较低。艾滋病在美国的主要传播途径也是性传播。另外，艾滋病作为传染病，会引起各种机会性感染，感染科医生在美国具有不可替代的作用。因为艾滋病病情十分复杂，感染科医生在美国非常忙碌，而且在医学领域里学术地位非常高。我一直在这一领域进修，我导师也写信给我说："你

回来后做艾滋病研究。"正好和我的想法不谋而合。所以，2003年归国后，我就把重点转移到艾滋病领域了。

歧视，污名化

最早的时候，我们国家医疗系统包括医务人员在内对艾滋病并不了解，对它比较歧视。上海发现的第一例艾滋病收治在安平医院。据说当时窗户用铁板封起来，患者的衣服和用过的被罩等也要烧掉。在北京也是同样的处理方式。因为那时候艾滋病被称作"世纪瘟疫"，没有药物，也没有疫苗，社会大众对艾滋病充满了恐惧。

经过了这么多年，虽然疫苗还是没有研制出来，但已经有了药物，且治疗效果比较理想。可是，这个疾病毕竟已经被"污名化"了，只要一提是这个病，艾滋病病毒感染者都不敢暴露，害怕失去工作。这样的案例很多，上海、浙江、江苏等地都有，只要检测结果是阳性，他/她工作就没了。有的医院甚至对感染的医护人员说："你不要来工作了，我们给你发工资。"

连医院都是这样！对这个病而言最难根治的是歧视！我觉得就我们国家而言，未来艾滋病可以治愈，但最难做到的是"无歧视""零歧视"。怎么可能会"零歧视"呢？可是再难也要解决啊！《中华人民共和国传染病防治法》就要求任何医院不得推诿。而现实是，例如，有一位感染者，发现HIV感染十几年了，平时接受我们的艾滋病治疗，现在需要截肢。骨科医生一听说是艾滋病，就不敢给他治疗了。医生没有经历过，会感到恐惧、害怕，这并不是说他医德有问题，也不是技术问题，他就是恐惧心理，不敢做。那怎么办呢？他没办法，他也没有拒绝："我就是不敢做呀！"

上海模式：区域性医疗中心

面对这个现实问题，我总要解决吧！我现在的方法就是集中！你们不做，只能我这边想办法解决问题：集中在一个区域，做成一个艾滋病的、区域性的医疗中心。这是一个非常现实的解决方法！从十几年前，我们就开始在摸索中办院。

在早期，我们没有外科，不能做的手术，我会邀请相关专家，包括和我关系好的同学、同事，我都和他们说："我给你最好的个人保护。我们医院的整个医疗护理队伍都非常健全，个人防护措施是最专业的。即使职业暴露了，我们也有暴露和预防措施，可以百分之百不被感染。"

我们的经验是完全保护每位医护人员。我们慢慢地形成一套非常好的规范。尽管针刺①的情况每年都有发生，但是采取了保护措

---

① 针刺是医务人员艾滋病病毒职业暴露中的一种情况。艾滋病病毒职业暴露是指医务人员从事诊疗、护理等工作过程中意外被艾滋病病毒感染者或者艾滋病病人的血液、体液污染了皮肤或者黏膜，或者被含有艾滋病病毒的血液、体液污染了的针头及其他锐器刺破皮肤，有可能被艾滋病病毒感染的情况。

施之后，我们没有一位医务人员感染！这样的话，如果专家到我们医院，帮我们做手术，他就没有后顾之忧了。还有一个特殊制度就是给所有医护人员买保险，包括我在内。

区域性的医疗中心现在逐渐建立了28个相关科室。我们在全国最早提出"一站式服务"的口号。例如，年初一个病人来到上海，他要做心脏瓣膜置换，去了包括北京在内的很多地方，一听是艾滋病，手术要体外循环，这下复杂了，其他医院都不接受。其实，如果单纯是一个瓣膜置换或一个艾滋病治疗不复杂，但又是瓣膜置换，又是艾滋病，需要体外循环就复杂了。其他医院不做，那我们来。我们没有相关仪器，就去借；我们没有相关专家，就去外院请。手术地点在我这，准备、后期、恢复都在我这。手术非常成功！就这么一个模式，可以解决艾滋病现实问题！我们治疗都是保密的，来这里治疗，包括他家人、孩子都不知道他为什么来上海。

这是目前比较切实可行的解决办法，而且在较长的一段时间内适用！综合医院提供治疗还是存在着很多困难，至少当下综合医院医生听到艾滋病还是会害怕。这种区域性的艾滋病中心，我称之为上海模式。这个模式，我在各种场合介绍过，也和国家有关部门提出过，我觉得需要这么一个模式。

上海模式中，包括疾控中心在内的各部门，合作得非常好。我认为患者治疗是医疗的问题，是医生的事，而疾控中心是对人群流行病学管理。例如，肺炎、肺结核需要医生诊断、开处方，这就是医疗问题，不是疾控中心的问题。上海很早就预见了这个问题，都是将患者转到我们医院治疗。目前，国内由疾控主导的治疗模式逐渐显出弊端和不足。为什么呢？还是以艾滋病感染者肺部感染为例，他CD4很低同时有真菌感染或肺结核。这首先是个医疗问题，需要医生诊断患者病情和制订用药方案。如果对这些都不了解，疾控中心只是给他发放抗艾滋病的药，他可能有恶心呕吐的药物反应，停止服药，治疗就失效了。当然，疾控中心进行治疗有其特殊的历史原因：早期感染者非常少，疾控中心就承担了这个任务。现在这么多年过去了！从2003年开始的艾滋病感染者免费治疗，我们已经累积了一定的治疗经验，临床医生的队伍已经组建起来，定点医院的治疗点也在逐步扩大。所以，我认为艾滋病的治疗应该从治疗的角度进行调整，它一定是一个医疗问题，从检查到治疗都应该在医院里完成。上海从一开始就是这样的治疗模式！

我觉得上海模式有三方面好处：第一，以定点医院为中心；第二，提供"一站式服务"；第三，建立医护关系，我们共同承担这份治疗。特别是第三点，我个人认为非常好！

保险，恐艾

从保险的角度来看，我认为无论是艾滋病，或是其他感染病，都应该纳入理赔。没人愿意感染包括艾滋病在内的其他传染性疾病，因此现在理赔把艾滋病作为排他性条件并不合理。

　　我们医院正在和保险公司谈，医护人员的保险应该涵盖职业暴露里的针刺等，即使没有感染，也应该赔付。

　　包括艾滋病恐惧症，所有的表现我都有。特别是针刺后，高度怀疑自己感染，我是深有体会。2003年，当时上海艾滋病感染者不多，我去河南收集样本。取样后需要当天完成数据分析，我担心学生操作不熟练，就说："你不要操作了，回去吧，我自己来。"可是，毕竟连续几天旅途劳累，在分离过程中我的手被划破了。我立刻换手套、清洗，当时身边有药，可是这自费药比较贵，我还心疼这药吃了就没了，心里一直默想"清洗了是不是不要紧了"过了一个月查一次，过三个月再查一次。检测结果为阴性，我才放松下来。那段时间，我心理压力挺大！而且人一紧张，体温也会受影响，一直低烧，更吓到自己。

　　即便我是治疗艾滋病的医生也会有这种恐惧。我自己都经历了这样的过程，所以我特别能理解其他医生，说："他／她不能恐惧，不能拒绝！"这个有点不讲道理，也不可能实现。医生就算知道了、了解了艾滋病，还有其他各种各样的原因，他／她依然可能恐惧。我们不能这样要求医院的医生。

常规培训

　　我们第一次请一位脑外科专家给感染者做脑外科手术，专家非常担心，思想斗争很激烈。而且这个手术需要脑外科器件，我去他们医院借器件，和我们关系很好的对方医院院长说："这个器件我借给你们，但是，手术完了之后，我们也不要了，算送给你们了！"他觉得器件被污染了！其实，这个器件可以给乙肝病人手术后消毒再利用，艾滋病病毒更容易被杀死呀！但是院长不知道、不了解。当然，改变是个过程！我们请专家来，一次手术没问题，第二次、第三次就不害怕了！我们专家队伍和网络逐渐形成。我可以自信地说："就算是综合医院请外院专家，可能有的专家还不愿意去。但我们医院可以请到相关专家，共同解决大部分艾滋病患者遇到的各种治疗问题。"之前遇到过一位患脑肿瘤的感染者：一方面，我们医院的外科刚刚成立，医生还做不了这么大的手术；另一方面，手术需要几位医生协同。那我就会去最好的医院请几位外科医生来会诊和手术。

2011年1月5日，上海市卫计委组织成立了上海市艾滋病诊疗中心，作为中心主任，我把中山医院、华山医院、十院、瑞金血液科等特色科室的专家们请过来，第一件事情就是给这些综合医院的专家们讲关于艾滋病的知识、传播、预防、职业暴露防治等问题，以及手术中的职业防护和保证手术安全的措施，以解他们的后顾之忧。这些综合医院及其专家与我们医院及其临床医生们共同构成了上海模式的网络！

错判案例

最近遇到一件非常可笑的事情。有一位艾滋病感染者被综合医院诊断为脑部恶性肿瘤。在恶性肿瘤手术之前，医院一定要检查艾滋病。国家规定，初筛阳性叫待复查并不报告，必须由国家疾控中心、上海疾控中心确认后才能发确证报告。医生不懂这些规定，看到报告写艾滋病初筛为"阳性，待复查（正常为阴性）"，就以为是阴性，要给病人手术。可是手术前，病人昏迷了。病人昏迷不能继续手术，医生说："肿瘤已经转移了，要进行质子重离子治疗。"不过这种化疗也需要病人清醒后才能进行。最后化疗前，包括肿瘤科主任在内的医生们，依然认为病人是艾滋病阴性，只是主任发现病人CD4过低会导致免疫力低下，而这又是我的强项，请我去会诊。还没看到艾滋病检查报告之前，我先看了片子。我说："这是典型的弓形虫病，不是肿瘤啊！你们有没有查过艾滋病？"医生说："查过，是阴性。"我说："你把报告拿给我看一下。"可笑啊！经过4家医院十几位医生都看过的报告，却都认为是阴性。我说："这就是阳性啊！只不过规定是标本要送到疾控中心，由疾控中心复核，才能发确证报告。"综合性医院目前就是这么个现状！

　　这是医疗部门现实存在的问题！我并不是批评他们。就综合医院的实际情况来看，普通患者的治疗已经超负荷、无暇顾及了，何况一位艾滋病感染者，他在就医过程中对医生、护士和设备等方面有更多的要求，需要医生和护士有更多的经验。目前，这些尚有欠缺，在综合医院开展艾滋病感染者手术还不现实。

　　上海模式可以把这件事变得非常简单，为什么非要逼综合医院做呢？我觉得没必要。我们医院可以帮感染者解决就医的问题，我们已经具备了这样的能力，建立了包括神经外科、泌尿外科、胸外科在内的29个科室。作为综合治疗平台，政府已经将我们纳入其中，我们不仅对艾滋病有治疗能力，也可以治疗其他传染病。所以，我觉得建立区域性的传染性疾病诊断治疗中心，是政府和国家应该做的事情，也是现阶段比较现实的，能解决艾滋病歧视的措施。艾滋病歧视普遍存在，我觉得在短期内要解决很难！

扩大治疗点

我们正在探索扩大治疗点，比如扩大到社区。我相信社区会给予保密，可是感染者心理压力会比较大。社区都是熟人，即便我们医疗体系管理和制度非常严格，街道/社区制度非常健全，可是社区里"抬头不见低头见"，经常去医院究竟看什么病呢？邻居不会问吗？别人不会有什么想法吗？这个可行吗？我个人觉得还是目前这种区域性治疗方式比较适合。

那么针对感染者老龄化这个问题，上海模式怎么解决呢？我觉得可以根据地理位置布几个点，例如，浦东也有一家医院可以门诊发药。在这几个点上，医生也经过我们专门培训，用统一的软件规范管理，利用现代化的技术保证他的隐私。通过电脑实现检查、治疗和用药，管理所有感染者的吃药、并发症、肿瘤、住院等问题，我们叫它质量控制中心。一方面我们这里有专业的队伍，另一方面目前其他医院也不收。现在布点正在商谈的过程中。我也希望常规检查没什么问题，定期随访、取药的艾滋病感染者就不必到我这边来了，一年到我这里做一个全面的评估，这样我们医院工作压力会减轻很多！

慢性病，蓄水池

目前这个模式，我们临床工作从周一到周六，压力非常大。为什么呢？因为感染者在不断增加。我们推测短期内，全国每年确证的人数比前一年增加1万人左右。[①] 而且这个趋势短期内可能还会维持一段时间，在总人数增加的同时，我们的治疗效果理想，一旦经过3～6个月的治疗后，免疫功能慢慢恢复，感染者可以和普通人一样长期存活，就是带病毒的慢性病病人，像糖尿病和高血压病人一样生存。

所以，我们医院就像一个蓄水池，感染者就像水不断地往池子里加，却不往外漏，水越来越多了。可是我们医生队伍呢？我们医生队伍人少，工作压力大。一方面，我们毕竟治疗的是艾滋病，是种传染性疾病，很多医生不愿意从事这一行；另一方面是待遇问题。再加上高强度的工作压力。例如，一个晚上就可能会来四五位需要抢救的危重病人，上呼吸机的病人可能有五六位，那至少需要两位医生，甚至有的时候是三位医生值班。我们医生根本就没有任

① 2010—2017年中国艾滋病感染者人数：2010年，感染者15 982人；2011年，感染者20 450人；2012年，感染者41 929人；2013年，感染者42 286人；2014年，感染者45 145人；2015年，感染者50 330人；2016年，感染者54 360人；2017年1—10月，感染者46 206人。

何休息时间!

我觉得社会对艾滋病感染者的关爱是必要的。艾滋病感染者也要理解医生,尤其是在上海,我们的医护队伍真的非常辛苦!

这个一定要呼吁!大家可以去体验一下,包括住院部,去体验我们医护人员的夜晚。值班医生和值班护士根本就没有休息时间!

医护人员太辛苦,压力太大!我不仅对他们临床要求高,而且对他们的科研、教学都有要求。我说:"你既然从事了这个专业,必须跟上我。我是一辆快速奔驰的马车,你必须要跟上。"例如,有位医生即使他做得很好,我也经常会批评他。为什么呢?前些日子,他连续几天在病房里值班没休息,过度劳累,晕倒在病房的地上。别人看到他躺在地上干吗呢?不知道他是晕倒了。但他是我的在职博士,这几年的博士论文没写好,毕不了业,已经推迟了一年多了。所以我一直骂他,我理解他,可我说:"这样不行啊,效率太低了。"他说:"太辛苦了!"我说:"辛苦什么?你看看我每天晚上几点睡觉,早上几点起来?我周末也没有休息,我跟你一样,你说你辛苦,我不是比你更辛苦吗?"

这是一个事业!不把它看成是一个事业的话,整个团队可能就跑了。我说:"我们为感染者服务!无论从医疗也好,从护理也好,我们这个事业的前途非常广大!从小的方面来讲,是增加了个人的成就感;从大的方面来讲,可以为感染者提供更好的医疗服务。这个事业需要大家用心来做!"

人才培养

好在经过一段时间的努力，我这个医疗队伍正在慢慢壮大。明年我培养的博士都可以拿到毕业证回到我队伍里，好的留下来，不好的我还不留呢！我可以扩大门诊接诊人数，会有更多的医生在门诊，做到周一到周六无休，满足目前感染者们的需要。另外，我还要培养护理的博士，护理队伍也可以协助医生队伍做一些前期的工作。我甚至在想，在上海，如果一位感染者3～6个月的病情稳定，每个月检查就是抽血和取药两件简单的事情，那么我为什么要让医生去做这些呢？我可以让经过培训的高级护士去做，就像国外的 Nurse Practitioner（开业护士）。我称之为"医生助理"，她/他有非常简单的、常规的处方权。感染者定期检查、取化验单，看化验单上的箭头是上去了，还是下去了；正常，还是怎样。这个我就可以让高级护士替感染者把关，毕竟三个月开一次的常规药就那几种。我完全可以做这个探索。

所以，我在上海申请这样一个开业护士岗位，这个要合法！一方面，从感染者的角度，也是这样！他没什么特别情况，为什么要看专家呢？另一方面，国外经验也是慢性病由社区里护士处理，护士处理不了的转介医生。我觉得艾滋病治疗是慢性病管理，以后要发挥护理的功能。高级护士的常规工作能处理基本问题。所以，我想扩大我们医疗队伍，包括高级护士队伍。我现在招了很多护理研究生，他们毕业后从事这份工作。他们有非常丰富的治疗常规突发病的经验，临床紧急处置也非常有经验，经过我们系统培训，通过我们的考试，考试合格后给他／她发一张证。我从2005年带内科博士，2017年开始带护理博士，我同时可以带医生博士和护理博士。我之所以有这样的想法，就是看到慢性病的管理和护理问题可以通过这样的机制得以解决。

这种探索，我们在和卫计委、疾控中心沟通，也需要感染者们理解，因为这是一个过程。培养一支合格的医生队伍需要一个过程。现在，我整个培养速度在加快，包括培养医生、高级护士和送去国外进修再回来。我的护理研究生在美国进修，现在也回来了。我的第一个博士毕业了，马上10月份（2017年10月）再去加拿大进修一年。这些发展都是最新的，通过人员交往、国际合作，我们医生队伍和护理队伍都在和国际接轨。

艾滋病一旦查出阳性就不可逆转。艾滋病作为一种常见病，很多医生并没有见过。所以，加强综合医院艾滋病的常规培训非常有必要，这是常见病、多发病。不过，我们有些医生可能还是觉得恐惧，特别是有些新医生没有遇到过。因为艾滋病太复杂，会引发各种并发症，每一个器官都有可能会被影响，所以我们应该要求无论他以后从事任何专业，医生规培一定要到我们医院，至少待两三个星期，他可以经历和了解艾滋病的各种表现，那才是一个合格的医生；反之，如果不经过我们医院的课程培训，他／她就不能做一名治疗艾滋病的医生。

以眼科为例，艾滋病非常容易侵入眼睛，会形成视网膜炎。如果医生知道是艾滋病病毒引起的，马上进行抗病毒加激素的治疗，感染者的视力就保住了。相反，如果医生不知道，误诊了，这个病人眼睛瞎掉了。等到以后想到可能是艾滋病引起的，再来我们医院看，已经晚了，视力已经丧失了。那他能算是一个合格的医生吗？类似案例很多！因此，综合医院的医生，无论是何专业，规培轮转一定要到我们医院来。我们已经在呼吁这样的政策出台，只是目前还没有通过和实施。艾滋病是一种复杂的疾病，会影响免疫系统，在各个器官都会累积。现在国人往往是到发病期，出现各种并发症才发现，或者才想到。

住院，感染一科，去标签

在市区我们只有门诊，住院需要到定点医院。因为是定点医院，感染者的信息保密工作做得更好。我们没有艾滋病科，只有感染科。别人问："感染科是干什么的？"这就不好解释了。感染的免疫性疾病很多，包括系统性红斑狼疮。现在，我们可能进一步修改我们科室的名称，改成感染免疫科。劳累了，免疫力功能低下了，可能会出现肺部感染，这样大家就会理解，不会联想到艾滋病。我们这样改个名字，老百姓能接受，感染者也能和家里人解释。出院记录上也写感染免疫科，就算老人也会因为免疫功能低下出带状疱疹。之前，媒体已经写了感染一科就是艾滋病科，那么一查就查到了。现在改成感染免疫科，以后也会收治不是艾滋病感染，只是免疫力功能低下的患者。这样的话可能做到去标签！

我们从一开始就注意保护患者隐私，在内部保留真实数据，对外只写并发症症状。以死亡证明为例，我们从来不会写因艾滋病死亡，而是写由机会性感染的病症致死。不然，家属拿回去，亲戚一看连葬礼都不敢参加了！销户的话，民警也会看到。这是非常现实的问题！所以，我们早就这么做了！感染者死亡通常是因为发现过晚，导致脑疝，或者感染性休克导致心衰等，那我们就写重症肺炎、败血症或者脑膜炎等。我们用医疗知识解释，建立这样一个内部机制，既符合医疗规范，又能解决现实问题。

追悼会，以讹传讹

我们处理医用垃圾，包括病人使用的医疗废弃物，都有专门的规定，别说遗体处理了。①首先是病房里的专门人员在病房里对生活垃圾进行初步消毒，然后拿到病区里的医务处理间，集中查口、扎口，最后将封口的袋子拿去集中焚烧。这样可以保证从病区到焚烧炉都是安全的。我们焚烧的是生活垃圾。

对于传染病病人遗体的处理也是有具体的、专门的规定。以SARS病人遗体处理为例，病人的七窍与外界相通，我们全部都将

---

① 艾滋病病人和艾滋病病毒感染者死亡后，其尸体应当在所在地的区、县疾病预防控制机构监督下，送火葬场火化。任何单位和个人不得将艾滋病病人或者艾滋病病毒感染者的尸体运出本市。

其封死，再用专门的、双层的消毒袋密封装好，保证没有污染性、传染性，再送去殡仪馆焚烧。医院不会直接焚烧尸体。

艾滋病感染者的遗体都是在火葬场焚烧。艾滋病是传染病，不过它的传播途径已经非常明确，和乙肝、丙肝等死亡病人遗体处理本质上没有区别。我们早就给殡仪馆工作人员培训过，乙肝死亡病人怎么开追悼会艾滋病死亡的病人就怎么开。相对于艾滋病死亡的病人并不存在传染的问题，乙肝死亡病人还需要医院清洗消毒后才不具备传染性。更何况，我们在死亡证明上从来不会写因艾滋病死亡，只写机会性感染死亡的病因。所以，因艾滋病死亡的每个病人都可以开追悼会。

死亡证明开具后，家属怎么安排后事，我们从不追问。尸体并不具备传染性，不可能进行性生活，不可能输血给别人，也不可能怀孕生小孩，所以我们不需要限制追悼会、焚烧这些事。

这个说明是为了让艾滋病感染者放下心理负担，特别是瞒着子女的老年感染者。国家有规定，医院处理时必须合法、合规、合情、合理。除非是埃博拉病毒，埃博拉病毒是只要还有一个病毒存活就会传染，所以非洲埃博拉病毒感染者尸体是绝对不会交给家属处理的，经过培训的医护人员也必须全副武装，尸体经消毒后扎口，集中深埋。

医保

艾滋病的医保问题现在依然是个难题。目前，治疗艾滋病的很多药都在医保免费药目录中，医保的费用完全可以报销。可是，这么一来就有了医疗痕迹，通过医保卡就可以知道就诊者是艾滋病感染者。医保系统怎么保护艾滋病感染者隐私这个问题仍然有待解决。艾滋病现在有单独的医疗系统，诊疗的费用可以通过医保报销，可是感染者又害怕暴露。

从顶层设计来看，国家艾滋病的专项经费是通过转移支付，那么这笔经费怎么转到医保呢？如何用医保去支付？这是国家政策要考虑的问题，特别是一旦纳入医保系统后怎么为感染者保密呢？

现在，由于社会对艾滋病的歧视依然广泛存在，感染者保密依然是放在重中之重的位置之上。感染者身份一旦泄露，后果还是比较严重的。我觉得要从感染者角度找一个妥善处理的方法，这可以大家一起来讨论。我相信方法总是能找到的！例如，我们还在探索通过在医保本上盖章来区别艾滋病感染者和其他病人，具体怎么做还在探索。

家人

我一直从事传染病治疗工作，即便如此，我太太和孩子也有一个接受的过程，现在都比较理解了。就像在埃博拉的时候，她们也很担心。我对我女儿说："女儿，你怎么也不宽慰我两句？"她说："我知道你要去，我心里其实很紧张，但我不跟你说，如果告诉你，你不是更担心吗？"

我的医务团队也面临这样的情况。我们医院有个护士，一直不敢告诉她先生，她在艾滋病科工作，就是怕家里人有意见。还有的护士就是因为告诉了男朋友从事这个工作而分手的。虽然，对这个护士打击挺大，不过她还是坚持在这个岗位上工作。

这样的例子很多，大部分人都是后来慢慢告诉家里人在从事艾滋病治疗工作，家里再慢慢接受的。

收入待遇

我们医院的收入待遇在行业里偏低。怎么会偏低呢？较之综合性医院的业务创收能力，我们传染病是穷人的毛病，各种检查收费都是最低水平。另外，我们又是公立医院，国家拨款有限。最后，艾滋病用药国家全部免费，即使当年国家允许医院有15%医药利润，可艾滋病用药是国家直接买过来，零差价。艾滋病检查挂号免费、检测免费——国家提供免费试剂盒。可是，我医院里面要配人啊！工作人员的费用支出哪里来呢？作为一家运营单位，医院都没有利润，医务人员的奖金哪来呢？

我们一直呼吁改善收入问题！国家"四免一怀"政策是好政策，但是落实到医院实际的运营过程中，我们无力承担相应的人力、物力。现实是，免费的药品和试剂到医院后，医院需要冰箱储存吧？药品需要人来运输吧？要有人每天发药吧？要有人做检测吧？检测要有配套的设备吧？国家只是将试剂免费了，医院里人力物力的开支并没有免啊！我个人觉得这应该在政策上配套：我们不能让病人掏钱，也不能让医院掏钱啊！可事实是现在医院在掏钱。

早前没有减免检测费的时候，医院怎么支付这些费用呢？就只能是我承接很多科研课题，把经费全部用在了感染者身上，就是这样补贴的。因为医院里面没有人头费补贴。

当然，这几年我们承担了政府公共卫生的职能，上海市政府也加大了投入力度，包括我们的待遇也在逐步提高。这个要表扬我们的政府！

另外，政府也意识到对其他医院的绩效考核方法并不适合我们医院。其他医院做十次手术，可以给十次手术的经费。这对我们医院来说意味着传染病越多越好吗？任何一个政府不会希望当地传染病数量增加！这就需要加大政府投入。怎么投入呢？我们医院是传染病医院，承担了公共卫生的职能，我们的职工待遇要和上海三级甲等医院持平。我们缺额部分，政府补给我们。这样才能稳定我们整个职工的队伍！这几年政府逐渐加大了对我们的支持，这个要表扬政府，我们现在的队伍很稳定。

宣传

我们现在对艾滋病的宣传不可谓不卖力，但为什么歧视问题还是普遍存在呢？这要从两方面来看：一方面是社会大众对艾滋病不了解；另一方面即使了解，依然存在的恐惧心理。

应该如何宣传？在国外，政府领导人和媒体的宣传力度都很大。而我们的宣传多集中在12月1日，欠缺日常宣传。我们需要更多的日常宣传！例如，吃饭。有些感染者考验我，要我和他一起吃饭；甚至有的感染者为了考验我的态度要用我的筷子。"你不是说不传染吗？我看看你会怎样反应？"我就说："这没关系啊！"我心里面很坦荡，那社会大众能不能接受呢？再例如，艾滋病感染者都是匿名的，我们去参加婚礼，就有可能有一位感染者在和我们共进晚宴。他是阳性，却不会传染。又例如，一家人一起过日子，到了发病期家里人才知道孩子是艾滋病感染者，父母问："筷子和碗要分开吗？"我说："过去的五年、十年他可能都是阳性，都没有传染给你们。那现在为什么要分开呢？"

现在艾滋病可以被视为和乙肝一样的一种慢性病，这样老百姓也可以理解。经过治疗，艾滋病病毒载量几乎为零，传染性也大大降低了，包括母婴阻断的技术也已经很成熟了。我做的母婴阻断可以说都取得了百分之百的成功。双方都是阳性，或者一方是阳性，完全不需要人工授精，大人先服药，之后自然受孕、自然分娩，小孩都是健康的。没有一例失败，没有一例感染！

所以怕什么呢？

——卢洪洲，2018

一路走来

基础信息

讲　述　者：　施兰池
工作单位：　区疾病预防控制中心（退休）
从事HIV工作年数：15年

施兰池：我是2003年开始从事艾滋病防治工作的。

贴心人

我是眼科医生出身。20世纪90年代，先是江浙一带陆续出现感染者。后来上海也有了，到2003年的时候，上海开始建立哨点，成立了市级和区级疾控中心，我被安排到了防疫科。再后来，艾滋病被独立开来，我就主要负责艾滋病这条线的工作。一开始接触艾滋病的时候，我也搞不懂这到底是怎么回事，只知道得了这个病真的很吓人。怎么会得这种病的呢？工作后我才慢慢地知道：这个传染不是说我和你两个人说说话就会被传染，有专门的途径！我知道传染途径后，就不再害怕了。

开始工作后，我首先明确的一件事：我要做他们的贴心人！当时，感染者们都非常害怕，他们自己也不能接受，我会给他们做思想工作。我要慢慢地和他们解释，帮他们树立信心。我在这上面花了很多工夫，费了很多口舌。在我的引导之下，有些人会从一开始的很激动，到慢慢地冷静下来去面对。我会不断地随访他们、关心他们。通过一次次的接触，他们也和我成为非常亲近的人。其次是隐私保密。在和感染者接触的过程中，我非常注重在保密隐私的情况下进行沟通，保护他们。刚开始，他们都非常紧张，并不信任我，也不肯和我说得很透彻，后来才慢慢说开。这样的例子有很多很多！后来只要遇到这种恐艾的情况，我们科室的工作者就会与感染者一对一地交流沟通。

　　不过我也遇到过各种不理解我工作的感染者。有的感染者很冲动，会打电话来说："你们乱讲我的事，我要告你们！"在谈话之后，有的感染者依然是不理睬、不接受的态度，说："我没有过这种行为，怎么可能会得这种病？"然后，他/她拔腿就走，再也不和我联系。有些外地的感染者害怕我把他/她得病的消息传回当地，索性报一个假的手机号码，不久就失访了。不过，有的人吃了几年药，发现自己的病越来越严重，就会再次找到我。经历这个过程之后，很多人和我成为好朋友。感染者中什么人都有，包括男女朋友、医生、IT界人士、已婚的女性、空姐，等等。在家不会说的事，见到我什么都会说，他们觉得我很亲切：哪里不舒服了他们会和我说；遇到困难了，他们会主动联系我；有时候交流得晚了，他们还会开车送我回去；他们也会打电话给我，只要想到了，哪怕是晚上他/她也会打电话给我。总之，大多数感染者和我的关系比较融洽。随着这些年点点滴滴的积累，感染者的队伍是越来越庞大，大家的关系也是越来越好，看到我都会非常亲切地打招呼。最老一批感染者的关系也都一直保持到现在。

有一次，一位年轻感染者感染和发现得较早，CD4指标均比较高，按当时规定并未服药。他是导游，在外面工作比较辛苦，生活作息也比较混乱。很长一段时间之后病发，他自己也不知道，直接昏倒在马路边，是路人把他送进了医院。醒来后，他第一句话就是："我要打电话给施医生。"后来检查结果显示是艾滋病病发，赶紧被送去了公卫中心。为了减免药费，他父母才知道他的病情，到我这来办减免的手续。我觉得他既可怜、又感动，可怜的是他是独生子女又未婚，却得了这个病；感动的是那个时候他第一个想到的人是我，给我打电话，这也算是对我工作的一种认可。

CD4，服药

2015年前后的规定是CD4指标在250以下需要用药。因为当时认为刚刚发现被感染，CD4指标较高，不一定需要用药。所以，那时候感染者并不是马上用药，会等几年之后开始用药。后来随着科学的进步，现在最新的规定是一旦发现感染艾滋病，不管CD4指标是多少，直接建议用药，早用药比晚用药要好！以前的感染者到现在基本上都开始用药了。

以前还规定一年一次随访免费检查CD4指标。这个规定主要是因为感染者没有检查意识。按理说，感染者哪怕自己出钱也应该定期检查，当CD4指标下降的时候，感染者应该尽快用药。然而事实是，有些感染者一年才来查一次，甚至一年一次都不查。当然不排除，检查的时候他/她正好在外地工作或者有其他情况。可是，感染者一直不来检查，CD4低到只剩下个位数的时候，免疫功能几乎为零，昏倒、并发症都有可能发生。

所以当初发现之后，我给他们做思想工作，保留好手机号码随访他们。一年给他们做一次CD4的检查。看到他们CD4指标低了，就通知他们做好用药的准备。

传染

我们疾控中心这边有很多对夫妻，有年纪大的，也有年纪轻的，到最后都双双感染了。我们已经说得很清楚，也提醒过他们注意，但有时候一时冲动难以控制，安全措施没做好，自然被感染上，他们之间也就没什么好相互埋怨的了。像这种一个家庭里两个人都感染上的例子还蛮多的！

有个男的感染者被查出来的时候，女儿只有四岁，还长得特别好看。他已经开始用药，可最后还是传染给了自己的妻子。这对夫妻都不想活了，想把他们女儿送人。我看着那个小孩，觉得她非常可怜。当时我有点冲动，还挺想收养这个小孩。但再一想："我要是把她留了下来，我该怎么抚养好她呢？"再后来的结局我就不清楚了！那个男的是其他区的，我们是代管，管了很长一段时间，最后就把他转回到他自己的区里。转回去的时候，他已经出现并发症，开始长肿瘤了。

这种例子有许许多多，不仅有男女的，男男之间也特别多。通过男男性行为传播的概率很高，有些人自己也不知道已经被感染了，再加之早前不用药，就这么一传二、二传多地传播开了。他们中有硕士，也有博士，工作非常出色。

不过有些人也只是表面上答应我，背地里还是会去那些场所，发生性行为时不用安全套，然后把艾滋病传染给其他人。没有人能保证每个人可以在知道自己感染后，还能够做好安全措施，不恶意传染给其他人。

随访

我每周访谈一次。通常，每周我都会和他们每个人打电话聊聊。需要和我见面的人，他们会自己过来找我。一两个月之后，他们每个人听到我的声音就知道是我了，也会主动和我打招呼，主动告诉我他们的近况。例如，有人下周要出差，他就会打电话来问我："CD4检查能不能改时间？"很多人报的是外地手机号码，区疾控中心支持我们科室的工作，只有我们办公室的电话可以拨打外地号码。

有些人和事是要沟通之后，大家才能相互理解。按规定，凡是外地的感染者，我都要把他/她转到自己的所在地区，由当地的疾控中心去管理。他／她会告诉我："我已经出来这么多年了，工作都在这里，而且又是在你们这里查出来，我要在你们这里接受治疗。"面对这种情况，我和同事们向市疾控中心报告后，答复说："区疾控可以先行代管，到要用药的时候再转回去。"随着工作展开，我不断听取他们的意见，有人反映："我在上海工作，一个月为了拿一次药，还要特地回去。我在黑龙江啊！这也太不现实了！"通过我们科室的不断反映，最后相关部门规定：只要感染者拥有本市居住证，就可以在上海进行免费的抗病毒治疗。

这样一来，一方面是我们区的地段比较好，交通四通八达，另一方面也不是我自夸，我对感染者非常热情、非常体贴，感染者觉得我好，也不愿意转到其他地方。不仅是外地的感染者，其他区的人也会说："等我用药了再转回去。我想你帮我管理，我不想转到我们那个区去。"面对这样的感染者，我欣然接受，对我而言：多一个感染者、少一个感染者一样管理！科长知道我工作好，并不干涉我，也不会要求"一定要把感染者转走！"感染者有不想转走的要求时，我就尽量满足他们。我自己就多辛苦一点，代外省市和其他区管理。我们区疾控中心负责的感染者的数量、艾滋病用药人数较多，因此区里的财政负担也是挺重的。

我很难说清楚具体要多久才能让他们接受我。我也不能够给出一个定数：接受快一些的人就好交流一些？也有人表面上答应得好好的，背地里关机、给空号，或者拒接我的电话。

我们就像聊家常一样。例如，有些人过来时会低着头不说话，我总会关心地问问他／她一些家常事："家里几个孩子？现在他们在哪里呀？爸爸妈妈现在几岁啦？身体怎么样？"如果是外地的感染者，我就会主动问："你在上海多少年啦？工作怎么样？辛不辛苦？"我的经验是不要直截了当地和他们聊疾病，更不要责怪他们："你怎么会得这种病？"沟通的过程不能太直接！他们已经因为自己得了这个病，非常想不通了，我就不要太直接地去说，要慢慢地一点一点去聊：通常以聊家常开始，再慢慢深入。我关心他们的个人、家庭和工作等问题。

每一位感染者见到我时的表现也不尽相同。有的人跑来就直接向我下跪、拜我，让我救他／她；有的人把我当成算命先生，问："我还能活几年？"我就和他们一个个地解释："我没有办法算出你剩余的生命年限。你的生命要靠你自己去维持！该休息的时候要休息，你要处理好工作与个人的问题。"通过解释，让感染者自己觉得我说的话有道理。还有的人会问："怎样好好地养生？"我就告诉他／她："改掉以前的一些坏毛病，保护好自己的身体，增加免疫力。没有什么特别的东西一定要去补。样样都可以吃，只要不是太辣，不抽烟，不要喝酒。"一次一次说了之后，我就慢慢地成为他们生活中的管家，也成为他们的保健医生。到后来，他们都会主动告诉我CD4指标和病毒载量，还会带很多土特产给我。比如，新疆的汉族感染者会带葡萄干、核桃，萧山的感染者会带萧山萝卜干，说：“我是特地回去让我妈做给你的。”他们就是用这种方式来表示感谢！因为他们自己的想法没有人可以倾诉。家里人没有办法随便说，其他人也不敢去说。那他们就过来跟我说，我会听他们倾诉，跟他们交流。有些人刚感染上的时候，情绪非常不稳定，甚至想要自杀！我再去问他/她一些怎么生病的问题，不就是逼死他/她吗？最好还是先随便说说！特别是刚来的时候，我一般都会选择先和他们聊聊家常。

有些感染者表现得比较偏激，会不理我，或强烈地否认。有一次，一个女性感染者威胁我说：“我要告你！”我想：“我又没对你怎么样，你为什么要告我？”她继续说：“我身份证号码被搞错了，这不是我的身份证。”我就说：“不是你的身份证没关系。之前验出来是这个病，你要是觉得验错了，现在可以把你‘自己的’身份证拿出来，我们再给你验一次。该怎么处理就怎么处理。”那女的听后转身就走，边走边说：“我不理你！我要去告你！”我行得正、站得稳，面对这样的感染者，我也不怕。过了一段时间，她又来了，她肯定在别的地方也查过了，或者东跑西跑地又发病了，现在需要用药。这样她只好来找我了，还跟我道歉。所幸的是，目前为止只碰到过一例！还有的人有男男性行为，也确实感染了。他会否认说：“我和正常人一样，我不是挺好的吗？”他就跑去别的地方再验，结果还是阳性。他想来想去还是想不通，就会过来和我说：“你再帮我验一下！”那既然他要验，我们就帮他验。等结果出来后，我就把确证报告给他看。这种事情来不得半点弄虚作假！检验结果并不只是我们这里验个血，验出来说他是他就是，而是要交到市里做鉴定才得出的报告结果。不过，如果他认为验错了，或者说他的名字是假名字，那我就重新来过。第一次检测不需要实名制，现在规定依然如此。先做检验，如果检出来结果是阳性，则需要提供身份证。有些人会直接给你，有些人就会说："我没有带身份证。"那我就会让他们回去，拿了之后再过来。可能其中有些人就不来了。像这样隐藏起来的人也不少！这样的感染者可能一是害怕面对这个现实，二是怕别人知道。我相信他们第一次听到自己得了艾滋病，一定是非常难以面对这个现实，只能逐步逐步地接受，不再那么害怕。他们会想："怎么会得这个病呢？不可能会得这个病啊！"或者说，他们还在纠结："到底是谁传染给我的？"

在早期，艾滋病病毒感染者非常恐惧，后来慢慢了解到：要是真的发病了，会有国家政策关心他/她，有药物可以控制并延缓他们的生命。他们的恐惧会逐渐减少。人活着，总是想多活几年！我们都希望国家能够早日研制出根治艾滋病的药物。有了希望，他们的恐惧就越来越少。如果真的一直都是无药可救，再过几年自己就会死掉，那他们肯定怕死了。他们来我这，首先会问："我还能活几年？"我会告诉他们："每个人都有差异。这不是由我和医生来判断你还能活几年。只要你身体好，用药物好好控制，你就可以像正常人一样延缓你的生命。如果你身体抵抗力差，并发症也很多，那你的生命就随时可能终止。"我遇到过一位感染者，他经营酒店，男的长得非常不错，和一个女的同居。那个时候他大概三十几岁，突然发现自己的脚没有办法抬起来走路。结果到医院一查，是脑子里的肿瘤压迫了他的神经，导致了他一只脚没有办法走路。他要开刀做切除手术，才验血发现是艾滋病，这就必须转到公卫中心去。他女朋友过来叫了辆出租车直接去了公卫中心，光是路费就花了200多元。之后做手术还有各种检查和大会诊，所有请过去的专家费用都是要他自己承担。幸好他还承担得起。他在公卫中心会诊开刀，可很快人还是没了。因为一旦到了并发症肿瘤阶段，属于艾滋病晚期，它的发病速度就很快了。后来他女朋友告诉我："人已经没了，他的房子也处理了。"他们之间也没什么关系了，她自己住到浦东去了。幸运的是，他女朋友没有被感染！他们从日本留学回国，他在日本就感染了，只是他自己一点都不知道。

　　还有的感染者年纪比较大，算是老一辈中的男男人群。在我们这一辈当中，谁要是有个男男行为，是不得了的事情。他在查出来之后，就到公共卫生中心的病房里住着，出院后就开煤气自杀了。他自己什么都懂，不需要我随访，也不需要我关心。他觉得感染艾滋病是非常丢脸的事，非常见不得人。像有这种极端思想的感染者也有！现在比较开放的都是年纪轻的感染者，也许刚开始的时候他们也不能接受，也非常想不通，有些人甚至不想活了，但等到最后都会慢慢想通。

家属的反应

一般我们不会主动和他爱人联系，感染者回去说或者不说都有。感染者会自己回去说，就说明他们和另一半之间还有一定基础，他/她甚至会把家属带过来检查。大部分家属并没有被感染，后面再被传染的人毕竟是少数。

不过，也有部分感染者会瞒着家属。例如，感染者会借家属最近有点感冒，和他/她说："去验个血吧！"对方也没什么医学常识，被自己家里人就是这么骗，他们也不知道。还有的感染者至今都没有告诉家属感染了艾滋病，他老婆不知道，他说："她没有被感染上！"反正是没有来检查过。

家属知道后的表现也各不相同。有位感染者开始用药之后，他的老婆帮着他办理相关手续，自己也一次一次地来检查。他老婆告诉我们："我是结婚后才知道他以前有过男男行为。当初我和他谈明白了之后才在一起生活，但是他背地里又去发生了男男性行为。他现在感染了这种病，我坚决和他分开来住，和他不会再有性行为了。"像这种家属能和我说这样的话，说明她已经非常信任我。尽管没有再发生性行为，可她还是很害怕，经常三个月或者半年来检查一次。

最新的发展

我会向他们介绍最新的艾滋病研究领域的知识，他们最关心

的就是用药。他们总是希望用药之后，能根治这个病。我告诉他/
她："这个药你绝对不可以乱停。你不能认为自己CD4指标很高了，
就可以停药。这是绝对不可以的！你一旦停药后，产生耐药性，没
有药可以救你了，怎么办？"感染者会说："我刚用药后会耳朵痛或
者脚跟痛。"我会说："这是药物副作用。你要坚持用药啊！如果实
在是副作用大的话，我再帮你和医生说说看能不能换药。但艾滋病
的药多少都会有副作用，例如，有的人会出现脂肪转移或者脂肪堆
积，不该长脂肪的地方也会长；也有的人服药后精神状态不好。这
是第一线的药！"他们对药都很"宝贝"，都会藏好、定好闹钟，闹
钟一响就立刻吃药。年轻的感染者经常晚上有活动，他们可能会忘
记吃药。我就给他们发药盒，提醒他们分装好。这也是一个感染者
的经历带给我的工作启发。

就医

　　感染者选择来我们区疾控中心的原因主要是：一是交通方便，
二是不想让自己的区里知道。我们这儿很早的时候就影响挺大了，
交通又方便，所以很多人都跑来我们这。来了之后，我和他们接
触，他们觉得挺好，就决定留在我们区，不想回自己区，也不想让
自己区的人知道。毕竟他们回自己区范围就会变小，万一有什么人
认识，知道就不好了。

　　后来我做过统计，我们区疾控中心外地人居多，本地人也有，

但毕竟少。

我这有好几对新结婚夫妇双方都是感染者，想生小孩。早期，我会劝说："你们俩都是感染者，生小孩万一感染了怎么办？"现在，母婴阻断技术已经成熟，生出来的几个孩子都很健康。他们还给我发喜糖。

工作没影响

艾滋病对工作的影响不大，或者说一点影响都没有，他们可以和正常人一样工作。一般来说，感染者都会把药藏得很好，不会自己说出去。当然，有些人也会问："你会通知我单位吗？"我说："不会，你放心吧！我绝对不会通知你的单位。这是你的私人事情，我只和你一个人沟通，和你的单位一点关系都没有。你看包括你家里人，也是你自己愿意告诉谁就告诉谁。我不会和你的家人去说，我只关心你一个人！"他们听后都非常感动！

检测方法，病友交往

CD4检查的人越来越多，从以前的一个人、两个人到十几个人，到现在几百个人。我会把他们的检测分开安排：某个日子安排给新发现的那批人来做检查；另一个日子就安排老的那批人来检查。当然，有的人过来，就待在角落里，等到报告出来了，他抽掉报告扭头就走。还有些人始终戴着口罩、帽子，只有我能认出他是谁。有时候，我们疾控中心会拨经费支持我们做送关怀活动①，我就会给一些电话卡或者是其他东西。他们会说："我不要！我不要！"然后，他们就飞快地走掉了。这种情况也有！

检测的时候，我不会叫名字。我会先打印一张信息表，上面有今天的日期、要检测的感染者的名字和他的CD4指标数值等，这些我都是在办公室里完成。一名感染者进来后，坐在位置上，我看到他了，我就在他名字旁边勾一下。我是根据他们进来的先后顺序点名，机动进行。所以都是靠我来认他们！

我也不需要他们填信息，我都认识他们。只有第一次来的新人需要到我专门的办公室去填信息，不过也不需要他自己填，主要是我在询问病史等。

他们是单方面地认识我，把我当朋友，但他们互相之间基本上没有交流。

关怀活动

他们参与关怀活动挺踊跃的。有时候，我会组织大家一起唱卡拉OK、吃自助餐等活动。我们区的感染者比较多，我安排的时候：首先满足本区本地人参加活动的需求，其次才是有代表性的外

---

① 关怀的概念范围很广，除了抗病毒治疗以及医疗救治以外，还包括心理社会支持、病人教育、HIV预防和健康促进。

地患者；优先通知新的感染者参加，老的感染者通常都参加过多次了。一般都是我来组织，通知他们来活动。一次活动50～60人，新的感染者人数不够，我再通知老的感染者。我们的关怀活动基本上是每季度一次，到现在也还在进行，持续了七八年。刚开始的时候活动比较少，后来活动频次和内容都慢慢多了起来。例如，有一次我带他们去了南通旅游。不过这种远途的活动，单位不太支持，不是因为经费问题，而是考虑到这么多人出去的安全问题。所以，关怀活动一般还是选择就近活动。另外，从卫生的角度考虑，并不是歧视，关怀活动的聚餐以自助餐的形式居多。所有的活动经费，包括很多药品的费用，都是区财政拨款。

在关怀活动中，他们会随意地聊天或唱歌。有些人会借这个机会再来问问我情况。我会和他们一对一沟通，会刻意避开其他人，或在走廊，或在某个角落。

通过关怀活动，我希望：感染者对自己要有信心，不要消极；活动本身有利于我工作的开展；有利于找到隐藏的感染者，特别是男男人群，可以借此发动一些人来做检查。

退休后，我就不参加关怀活动了。我告诉感染者们："每个人都会退休。我做的时候，我尽力帮你解决问题；我不做了，其他人也会尽力帮你解决问题。你要相信新的医生也能做得很好，或者你自己主动一点去找他。时间久了，你们熟悉了就好了。"

不过我能理解，当初开始做这方面工作的人里，我的年纪最大，他们都是小年轻，有很多事不好意思聊：二十几岁大学刚毕业的小青年，和年纪相差很大的感染者谈论感染的问题，有时候他们确实很难开口。所以当初单位选择我从事这份工作：一是因为我们同事当中我是唯一临床出身，有医学知识，和感染者沟通起来容易些；二是因为我年龄摆在这，有些话比较好开口。不过，我觉得这些都不是什么大问题，只要用心去做，总是能做好的！

转行

大学毕业后，我就被分配到了同仁医院。我在同仁医院做了18年临床，再被调到了慢性病医院，最后去了疾控中心。疾控中心成立没多久就碰到了SARS，因为我是临床出身就冲在了第一线，哪里有SARS疫情我就去哪里，当然误报的情况也有。只要那里被拦起来了，我就穿着隔离衣去调查，调查他们的病史，会问一些问题："什么时候发热？最近接触过谁……"SARS过后，我在防疫科管传染病的工作。直到艾滋病被独立了出来，艾滋病管艾滋病，肝炎管肝炎，我被分到艾滋病科室。进入这个领域，我是从头开始学习。

刚开始做这个领域，我心里当然也有负担，所以我首先要解决自己的问题，否则我怎么继续工作呢？我首先要知道传播途径。起初，我一点都不懂，要重新学习艾滋病临床手册，参加培训。一边做，一边学习，后来慢慢地知道了艾滋病的传播途径。其实，我本身有一点洁癖，别人坐过的凳子、摸过的东西，我就不敢去碰了。可是，我要从事这个工作，面对这些感染者，在我知道了传播途径之后，我知道自己不会被传染，就放开自己尽力工作。

早期，艾滋病和结核病是不可分割的，因为有些感染者已经并发了肺部结核。艾滋病被误认为可以通过空气中的唾液进行传播。有个开花店的感染者，已经瘦得没人形了，查出来是艾滋病并发肺结核。这个怎么办？他来我这里开证明，离着很近和我说话。我知道感染途径，就指导和督促他："先治疗肺结核！治好后，你再来我这里，我帮你解决艾滋病的问题。艾滋病是一种慢性病，不像结核病那么严重，要先看看怎么治疗，需不需要隔离。你一旦得了结核病，会吐血，肺会空洞、会烂，到后来呼吸都困难。艾滋病用药可以慢一点，先给你用结核的药。在上海，传染病都在一个地方拿药，现在肺结核不用住院和手术，直接去看门诊和用药。你还可以去肺科医院，好好地接受治疗，并不是你既有结核病又有艾滋病，就立刻把你转出去。结核病药也是免费的。等结核病治疗好后，拍个片子，结核病已经在控制范围之内了，那边的医生会督促你看艾滋病。那时候你就不归他们管了，到我这里。"

预防，安全套

预防，什么叫预防？针对性传播这一途径，预防就只有一个方法——用安全套来预防！

相关的这种检测服务其实都是事后的。我们首先就是要提倡使用安全套。特别是男男人群，在目前环境之下，如果不做好安全措施，早晚会得这种病。有的人害怕过头，一次用好几个安全套，这也没有必要，质量好点就可以了！一般来说都没什么问题。有些感染者找很多借口说什么安全套质量不好，或者是它漏了，其实都是借口。

不过如果是吸毒和血液传播途径的话，那就不能用这个方法预防！例如，医生做手术。有个女医生没等报告出来就帮女病人做了阴道紧缩手术，手术做完之后，才知道那个病人是艾滋病病毒感染者，她害怕地赶紧到我这里做了一个预防阻断，然后去和单位里面闹，就说："我不做了，我要赔偿。"医院条件好，她要的所有赔偿都给了。她是真的害怕到精神都有些失常了，变得有点神经质。

作为一名医务人员，首先她肯定要戴手套。那她为什么还会害怕呢？因为有个部位比较难处理，她虽然戴着手套，但是针头戳到了自己的手上。因为这个她觉得非常害怕！每个人的想法都不一样。另外一位东北的感染者，那天我和他聊完后，出于礼貌，我帮他打开了门。结果他不知道，动作飞快地去开门，他手指甲就勾掉了我手上的一块肉。理论上说不会有什么事情！那什么情况下会传染呢？就是他正好大出血，我又没戴手套，也正好有伤口，这样才有机会传染。我也是想了一个上午，饭也没吃，回忆他手指甲上又没有血，后来觉得应该没什么。这种事情仔细想想就会知道，应该是没有问题的！他的指甲勾掉了我手上的一块皮，并不是他出血被我碰到了。还有要出血量大，或者血滴到伤口里，这个血里的病毒离开人体后很快就会死，不会传染。所以就算带有病毒的血干掉之后碰到也不会被传染。那位女医生就是自己吓自己！

药物阻断，治疗

药物阻断现在并不公开宣传，是个别有需求的人自己去医院了解。例如，有些感染者想生小孩，那医生就会帮她做药物阻断，每天进行检测。这需要个人有足够的诚信！也就是说，如果是诚心想生孩子，感染者要把很多隐私和细节告诉医生，医生才可以针对性地用药，保障阻断的有效性；相反，如果感染者只是直接去医院告诉医生："和我发生性行为的那个人有艾滋病，我要做药物阻断。"那很可能达不到预期的阻断效果！另外，这个药一定是在公卫中心医生的指导下服用，需要一段治疗期。疾控中心不具有处方权，不能开药。

预防工作的警钟还是要长鸣！

——施兰池，2018

上海青艾健康促进中心简介

　　上海青艾健康促进中心（以下简称青艾）是由一群热衷于社会公益事业，以服务青年性少数群体为己任的大学生自发成立的 5A 级社会组织。青艾成立于 2008 年，2010 年在静安区民政局注册，成为全国首家预防艾滋病的社会组织。

　　青艾主要为上海地区的青年性少数群体提供性安全宣传教育，包含性病艾滋病动员检测、专业培训、学术交流、心理咨询等服务。它旨在通过同伴的力量，实现青年性少数群体的自我赋权，提升自我性安全意识，增强自我接纳能力，促进个人、家庭和社群的和谐关系，传递生而平常的理念。

　　目前，青艾的品牌项目有"青春解码"——青年热群性安全教育项目、"优质快检"——艾滋病预防检测、"青声入微"——心理干预服务、"点绿行动（鲜花 360）"——艾滋病社会反歧视项目等。

　　同时，青艾还会承接民政部中央转移支付项目、国家卫计委艾滋病专项基金、政府购买服务项目，并协助上海市疾病预防控制中心完成与艾滋病相关的国家重大课题。

附
录
❶

联系我们

400 热线：4006910694
网站：www.shqingai.com
Email：qingai@shqingai.com
微信公众号：青艾健康、青艾检测
新浪微博：@ 上海青艾

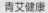
青艾健康

青艾检测

上海市艾滋病自愿咨询检测点（VCT）

（信息截至2018年7月31日）

一、上海青艾健康促进中心艾滋病自愿咨询检测点（VCT）

静安区	上海青艾健康促进中心	地址：延平路340弄3号4楼
		电话：37723071
		服务时间：周一到周五，10：00—17：00

长宁区	长宁区疾病预防控制中心	地址：上海市长宁区云雾山路39号
		电话：52064172
		服务时间：周二到周四，13：30—15：30
		每月第四周周六，13：30—15：30

静安区 嘉定区 青浦区	BLUED 免费预约	预约方式：打开BLUED—我的—公益平台—现在预约—青艾（静安区、嘉定区、青浦区）/淡蓝快乐检测室
		电话：4006910694
		服务时间：周一到周五，10：00—17：00
		（需提前一天预约）

静安区	优质快检	预约方式：关注微信公众号"青艾检测"—青服务—优质快检预约
		电话：4006910694
		服务时间：周一到周五，10：00—17：00
		（需提前2小时预约）

上海市	高校检测预约 （只接受在校学生）	预约方式：关注微信公众号"青艾检测"—青服务—高校检测预约
		电话：4006910694
		服务时间：预约成功后2—4小时内检测员会与您联系

附
录
❷

| 全国 | 唾液试纸领取 | 预约方式：关注微信公众号"青艾检测"—青服务—唾液试纸领取
电话：4006910694
服务时间：需收取100元押金，3—5个工作日内寄试纸，收到上传结果后5个工作日内退款操作 |

二、上海市艾滋病自愿咨询检测点（VCT）

黄浦区	上海市疾病预防控制中心艾滋病VCT检测点	地址：蒙自路268号 电话：53010169 服务时间：周一、周三、周五
黄浦区	黄浦区疾病预防控制中心	地址：斜土路309号 电话：53023829 服务时间：周二上午、周四全天
徐汇区	徐汇区疾病预防控制中心	地址：永川路50号 电话：54012575　54012780 服务时间：周一、周五上午
长宁区	长宁区疾病预防控制中心	地址：云雾山路39号 电话：52064172 服务时间：周二、周三、周四下午
静安区	静安区疾病预防控制中心	地址：江宁路422号乙 电话：62720291 服务时间：周二全天、周四下午

普陀区	普陀区疾病预防控制中心	地址：丹巴路1628号 电话：52826933 服务时间：周一、周二、周四上午
闸北区	闸北区疾病预防控制中心	地址：永和路195号 电话：66315272 服务时间：周一、周二、周四下午
虹口区	虹口区疾病预防控制中心	地址：长阳路197号 电话：65415027 服务时间：周三上午，周一、周五下午
虹口区	上海市公共卫生临床中心 水电路门诊	地址：同心路921号 电话：63062125 服务时间：周四，8:00—12:00 周四，13:00—15:00 周六，8:00—11:00
虹口区	虹口区提篮社区卫生服务中心	地址：塘沽路201号二楼 电话：35100209 服务时间：每周二，13:30—16:00 每月第一个周六，13:30—16:00
虹口区	虹口区嘉兴社区卫生服务中心	地址：岳州路72号201室 电话：65458985 服务时间：每周四，13:30—16:00 每月第二个周六，13:30—16:00

虹口区	虹口区广中社区卫生服务中心	地址：青云路256号301室 电话：65421455 服务时间：每周四，8:30—11:00 每月第三个周六，13:30—16:00
虹口区	虹口区川北社区卫生服务中心	地址：东宝兴路326号底楼 电话：63242456 服务时间：每周三，13:30—16:00 每月第四个周六，13:30—16:00
杨浦区	杨浦区疾病预防控制中心	地址：长阳路1565号 电话：25010064 服务时间：周五上午，周二、周四下午
闵行区	闵行区疾病预防控制中心	地址：七宝镇中道路965号 电话：54954735 服务时间：周一、周三、周五全天
宝山区	宝山区疾病预防控制中心	地址：月明路158号 电话：33796722 服务时间：周一、周二、周四下午
嘉定区	嘉定区疾病预防控制中心	地址：嘉定镇塔城路264号 电话：59918254

服务时间：周一、周二、周四下午

浦东新区　浦东新区疾病预防控制中心　地址：张杨路3039号104室
电话：8006200131
服务时间：周二、周四全天，周三下午

南汇区　　南汇区疾病预防控制中心　地址：惠南镇人民东路3036号
电话：68018393
服务时间：周一、周二、周四上午

奉贤区　　奉贤区疾病预防控制中心　地址：南桥镇解放东路931号
电话：57193545
服务时间：周二、周四上午，周一下午

松江区　　松江区疾病预防控制中心　地址：松江西林北路1050号
电话：37731090
服务时间：周二、周三、周四上午

金山区　　金山区疾病预防控制中心　地址：朱泾镇卫生路94号
电话：57320771
服务时间：周二、周三、周四下午

附
录
❷

青浦区	青浦区疾病预防控制中心	地址：青浦镇华科路550号 电话：69711001 服务时间：周二、周四上午
崇明县	崇明县疾病预防控制中心	地址：城桥镇一江山路567号 电话：69611813 服务时间：周一、周二、周四 上午

附

录

❷

参考文献

［1］ 爱白文化教育中心.积极生活手册：HIV与我的生活［M］.北京：清华大学出版社，2016.

［2］ 艾滋病防治条例［M］.北京：中国法制出版社，2006.

［3］ 陈曦，贺健梅，郑军.艾滋病性病防治技术手册［M］.上海：上海世界图书出版公司，2014.

［4］ 付丽珠.专家与您面对面：艾滋病［M］.北京：中国医药科技出版社，2015.

［5］ 管文辉.艾滋病咨询检测［M］.南京：东南大学出版社，2014.

［6］ 刘民.艾滋病性病流行病学［M］.北京：北京大学医学出版社，2008.

［7］ 万绍平.高危人群艾滋病综合干预操作手册［M］.成都：四川科技出版社，2012.

［8］ 王延光.艾滋病预防政策与伦理［M］.北京：社会科学文献出版社，2006.

［9］ 向德平，等.需求与回应：艾滋病患者的社会支持研究［M］.北京：社会科学文献出版社，2009.

［10］ 闫红静.男男性行为人群艾滋病综合防治干预［M］.南京：东南大学出版社，2014.

［11］ 本书编写组.国家免费艾滋病抗病毒药物治疗手册［M］.北京：人民卫生出版社，2007.

［12］ 本书编写组.国家免费艾滋病抗病毒药物治疗手册［M］.北京：人民卫生出版社，2005.

[13] 本书编写组.国家免费艾滋病抗病毒药物治疗手册［M］.2版.北京：人民卫生出版社，2008.

[14] 本书编写组.国家免费艾滋病抗病毒药物治疗手册［M］.3版.北京：人民卫生出版社，2012.

[15] 中国疾病预防控制中心性病艾滋病预防控制中心.国家免费艾滋病抗病毒药物治疗手册［M］.4版.北京：人民卫生出版社，2016.

[16] 蔡爱杰，戴江红，田恬，等.艾滋病暴露前预防用药的依从性研究进展［J］.中华疾病控制杂志，2015（12）.

[17] 李贞贞，王红红.艾滋病相关歧视社会心理学因素及对策的研究现状［J］.护理研究，2014（9）.

[18] 卢洪洲，潘启超，宁镇.我国艾滋病流行现状及应对策略［J］.健康教育与健康促进，2013（6）.

[19] 孙江平.充分认识艾滋病防治的长期性和复杂性［J］.中华预防医学杂志，2008（12）.

[20] 夏咸军，陈辉，刘永福，等.艾滋病合并恶性肿瘤的临床特征及外科治疗分析［J］.中华普通外科杂志，2012（9）.

[21] 徐天民.艾滋病防治工作的伦理学问题［J］.中国性科学，2007（2）.

[22] 庄鸣华，康来仪，包剑锋，等.监管场所HIV感染者管理模式探讨［J］.中国艾滋病性病，2001（4）.

[23] 上海市遏制与防治艾滋病"十三五"行动计划［EB/OL］. http://www.shanghai.gov.cn/nw2/nw2314/nw2319/

nw12344/u26aw54246.html，2017-11-08.

[24] 上海艾滋病防治办法［EB/OL］.http://www.shanghai.
gov.cn/nw2/nw2314/nw2319/nw2407/nw26170/
u26aw27343.html，1998-12-30.

[25] 2017年中国艾滋病感染人数、死亡人数及艾滋病病毒传
播途经分析[EB/OL].http://www.chyxx.com/industry/
201712/591554.html，2017-12-12.

后　记

　　书已定稿，我如释重负。这是我人生的第一部书，也是受清华大学王名教授的引导，触动我完成心愿。此时室外高温，我躲在空调房间，感悟生活之奥妙、生命之坚忍。

　　此书的作者并不仅仅是我和蔡屹女士，更有这十六位口述者。考虑到隐私等原因，我们就不一一列举了。因为访谈，我们深深地理解、尊重他们。他们的勇气、毅力、对待"死亡"的冷静是我们每一位读者都要学习的。

　　在这里我要感谢爱德基金会对本次口述研究的支持，感谢刘畅女士积极促成这次有意义的合作。感谢华东理工大学社会与公共管理学院对本书出版的资助，感谢何雪松院长给予我们访谈工作的专业支持。感谢上海市性病艾滋病防治协会全体同仁，特别是庄鸣华医生、宁镇医生、方蕙医生对本书的医学知识提供的学术支持。

　　在开展口述访谈的过程中，我们为了能够找到不同性别、不同感染途径、不同年龄的对象，而费尽心思。在热心和专业人士的帮助下，我们找到了相关感染者，并取得了他们的信任，保证了访谈的顺利进行和资料的真实。他们是：上海市临床公共卫生中心的齐唐凯医生、静安区疾控中心的顾凯侃医生、长宁区疾控中心的黄震宇医生、青艾副总干事邵卉、青艾社工张建浦、青艾心理咨询师陈珺，以及青艾健康管理师诸立洋。

　　经过一个艰苦而漫长的过程，翔实的口述史资料变成了流畅可读的文字。参与口述史工作团队的成员有：

　　访谈员：卜佳青、蔡屹（华东理工大学社会工作系）、陈珺、付正（华东理工大学2017级社会工作专业硕士）

录音资料整理：李书琪（华东理工大学2015级社会工作本科）、钟悦（华东理工大学2015级行政管理本科）

文字资料整理：卜佳青、蔡屹、雷钦钧（华东政法大学2017级社会工作硕士）、邵卉、付正、陈宝莲（静安区社会组织联合会副会长）、金奕村（华东师范大学2016级社会学本科）、张伊安（四川大学2016级汉语言学本科）

我们的全部访谈均获得了被访者同意，签署知情同意书并录音，逐字转录。整理后的文字资料逐一反馈被访者确认。

意料之外的是，这本书在润色、加工和统稿过程中会如此艰难。感谢我的良师益友蔡屹女士能坚持到底，与我并肩作战，付出最多。我作为第一作者，无疑需要承担全部的书稿责任，也恳请大家对我们的工作给予批评指正。

最后，感谢上海青艾健康促进中心的全体同事给予我的帮助！

卜佳青

2018年7月于上海